ISBN 978-3-662-24361-9   ISBN 978-3-662-26478-2 (eBook)
DOI 10.1007/978-3-662-26478-2

Das Veterinärwesen
einschließlich einiger verwandter Gebiete in der Schweiz.

Nach Berichten
des Kaiserlichen Generalkonsulats in Zürich und anderen Quellen
bearbeitet durch

Geh. Regierungsrat **Dr. Ströse,**
Mitglied des Kaiserlichen Gesundheitsamts.

Inhalt: I. Veterinärbehörden und tierärztliches Personal. A. Organisation des Veterinärwesens. B. Tierärztliche Bildungsanstalten. — II. Viehbestand. A. Zahl der Tiere. B. Hauptsächliche Tierrassen. C. Viehhaltung und Viehverwertung. D. Viehversicherung. — III. Viehverkehr. A. Viehhandel. Ausfuhr und Bestimmungsländer. B. Viehbeförderung auf Eisenbahnen und Schiffen. C. Beaufsichtigung der Viehmärkte und der Viehausstellungen. D. Sömmerung und Überwinterung des Viehs. – IV. Bekämpfung der Viehseuchen. A. Abwehrmaßregeln gegen die Einschleppung von Viehseuchen aus dem Ausland. B. Bekämpfung der Viehseuchen im Inland. a) Allgemeine Bestimmungen. b) Besondere Maßregeln zur Bekämpfung einzelner Seuchen. 1. Rinderpest. 2. Lungenseuche. 3. Maul- und Klauenseuche. 4. Rotz der Pferde. 5. Tollwut. 6. Milzbrand. 7. Rauschbrand. 8. Rotlauf der Schweine und Schweineseuche. 9. Schaf- und Ziegenräude. 10. Pockenseuche der Schafe. — C. Staatliche Entschädigung bei Viehverlusten durch Seuchen. D. Nachrichten bei Seuchenausbrüchen und Viehseuchenstatistik. E. Desinfektion bei Tierseuchen. F. Abdeckereiwesen. — V. Schlachtvieh- und Fleischbeschau. A. Organisation im allgemeinen — öffentliche Schlachthäuser. B. Vollzug der Schlachtvieh- und Fleischbeschau bei Tieren, die im Inland geschlachtet werden. C. Untersuchung von Einfuhrsendungen von Fleisch- und Fleischwaren. D. Versorgung mit Fleisch; Vieh- und Fleischpreise. E. Verbote und Beschränkungen der Ein- und Durchfuhr von Fleisch, Fett und Erzeugnissen aus Fleisch und Fett. F. Trichinenschau. G. Staatliche Schlachtviehversicherung.

I. Veterinärbehörden und tierärztliches Personal.
A. Organisation des Veterinärwesens.

Die gesetzliche Grundlage der Tierseuchenbekämpfung in der Schweiz bildet das Bundesgesetz über polizeiliche Maßregeln gegen Viehseuchen vom 8. Februar 1872. Die Ausführung der Bestimmungen dieses Gesetzes ist Sache der Kantone. Der Bundesrat überwacht ihren gleichmäßigen Vollzug und trifft in den Fällen, in denen sich die veterinärpolizeilichen Maßnahmen über das Gebiet mehrerer Kantone zu erstrecken haben, die für das Zusammenwirkungen erforderlichen Anordnungen. Die Oberaufsicht über die Gesundheitspolizei der Haustiere bildet einen Geschäftszweig des eidgenössischen Landwirtschaftsdepartements. Dieses verkehrt, um einen richtigen und gleichmäßigen Vollzug der Veterinärgesetze zu sichern, unmittelbar mit den obersten Sanitätsbehörden der Kantone. Das Departement bedient sich, soweit es erforderlich wird, zu diesem Zwecke amtlicher Kommissäre, die es mit den nötigen Vollmachten versieht. Die Fleischbeschau untersteht, soweit sie nicht „Grenzfleischbeschau" ist, der Aufsicht des Departements des Innern.

Die Organisation der Veterinärpolizei ist durch die Bestimmungen im ersten Kapitel der Vollziehungsverordnung zu den Bundesgesetzen über polizeiliche Maßregeln gegen Viehseuchen, vom 14. Oktober 1887, geregel[1]).

Zur Kontrolle des Viehverkehrs sind die Kantone in Inspektionskreise eingeteilt. Die Kantone sorgen dafür, daß für jeden Kreis eine amtliche Person bezeichnet wird, die als Viehinspektor funktioniert, die Gesundheits- oder Ursprungsscheine ausgibt und diese, sowie die an der Grenze ausgestellten Passierscheine, einnimmt und darüber Kontrolle führt. Zu Viehinspektoren sind so viel als möglich patentierte Tierärzte zu erwählen. Personen, die mit Pferden und Rindvieh Handel treiben oder den Beruf eines Metzgers ausüben, sind weder als Inspektoren, noch als Stellvertreter wählbar. In Ortschaften mit mehr als 6000 Einwohnern sind die Funktionen des Viehinspektors mit denjenigen eines Fleischbeschauers nicht vereinbar. Die Tierärzte, die Viehinspektoren, sowie die mit der gesundheitspolizeilichen Aufsicht über Weiden, Alpen, Schlachthäuser, Metzgereien und Abdeckereien betrauten Personen sind „Gesundheitspolizeiorgane". Die Gesundheitspolizeiorgane sollen die ihren Dienst betreffenden gesetzlichen Vorschriften, sowie die hauptsächlichsten Symptome der in den Bundesgesetzen und in der einschlägigen Verordnung genannten ansteckenden Krankheiten kennen. Die Kantone sorgen für geeignete Instruktion dieser Personen, teils durch Zustellung der gedruckten Vorschriften und Instruktionen, teils durch von Fachmännern zu erteilenden Unterricht. Die Angestellten der Gemeindepolizei und die Landjäger haben, wenn ihre Mitwirkung verlangt wird, die Gesundheitspolizeiorgane in der Ausübung ihrer dienstlichen Verrichtungen zu unterstützen. Diese letzteren sind befugt, jederzeit die Ställe und Lokale zu betreten, welche Tiere enthalten, die von kontagiösen oder infektiösen Krankheiten befallen oder solcher verdächtig sind. Die kantonalen Behörden treffen die zur Erreichung des Zweckes dieser Bestimmungen notwendigen Verfügungen.

Die Inspektionskreise zur Kontrollierung des Viehverkehrs fallen in der Regel mit den politischen Gemeinden zusammen. Bei ausgedehnten Gemeindegebieten können außerhalb einer politischen Gemeinde mehrere Viehinspektionskreise gebildet werden.

Kantonale Aufsichtsbehörden über die Viehseuchenpolizei sind folgende Behörden:

Zürich: Direktion der Volkswirtschaft,
Bern: Landwirtschaftsdirektion,
Luzern: Militär- und Polizeidepartement,
Uri: Sanitätsdirektion,
Schwyz: Volkswirtschaftsdepartement,
Obwalden: Polizeidirektion,
Nidwalden: Polizeidirektion,
Zug: Sanitätsdirektion,

Solothurn: Departement der Landwirtschaft,
Glarus: Sanitäts- u. Landwirtschaftsdirektion,
Freiburg: Département de l'Agriculture,
Basel-Stadt: Sanitätsdepartement,
Basel-Land: Polizeidirektion,
Schaffhausen: Polizei- und Sanitätsdirektion,

---

[1]) Veröffentlichungen des Kaiserl. Gesundheitsamts 1888, S. 554.

Appenzell A.-Rh.: Volkswirtschaftsdepartement,
Appenzell I.-Rh.: Landwirtschaftsdepartement,
St. Gallen: Volkswirtschaftsdepartement,
Graubünden: Departement des Innern,
Aargau: Direktion des Sanitätswesens,
Thurgau: Landwirtschaftsdepartement,

Tessin: Il Dipartimento di Agricultura e Forestale,
Waadt: Département de l'Intérieur, service de police sanitaire,
Wallis: Département de l'Intérieur,
Neuenburg: Département de l'Industrie et de l'Agriculture,
Genf: Département de l'Intérieur et de l'Agriculture.

Die einzelnen Kantone sind in Amtsbezirke eingeteilt. In jedem Amtsbezirk ist ein diplomierter Tierarzt mit der Ausübung der Viehseuchenpolizei betraut. Diese Tierärzte werden Bezirks-, Amts- oder Kreistierärzte genannt und haben amtlichen Charakter.

Die Wahl der beamteten Tierärzte, mit Ausnahme der Grenztierärzte, ist Sache der Kantone. Die Grenztierärzte werden dagegen vom Bundesrate gewählt (Art. 2 des Bundesgesetzes vom 1. Juli 1886, betreffend Änderung des Bundesgesetzes vom Jahre 1872[1]). Eine besondere Ausbildung oder Prüfung wird von den beamteten Tierärzten im allgemeinen nicht verlangt. Eine umfassende Darstellung der Organisation des Zivilveterinärwesens in den einzelnen Kantonen enthält das Werk des Tierarztes Dr. F. Kelly „Das Zivilveterinärwesen in der Schweiz" (St. Gallen, Kommissionsverlag: Fehrsche Buchhandlung).

Die Mitwirkung der Tierärzte beim Vollzuge des Viehseuchengesetzes ist in den einzelnen Kantonen sehr verschieden, da die vorerwähnte Vollzugsverordnung vom Jahre 1887 nur besagt, daß zu Viehinspektoren „so viel als möglich" patentierte Tierärzte zu wählen sind. Über die Dienstverhältnisse der beamteten und amtlich tätigen Tierärzte in den einzelnen Kantonen sei folgendes bemerkt (nach Kelly):

Im Kanton Zürich steht die Wahl der amtlichen Tierärzte und ihrer Adjunkten sowie die Oberaufsicht über die Tierärzte der Direktion für Volkswirtschaft zu. In den Bezirken sind die Bezirkstierärzte die vollziehenden Veterinärbeamten. Sie beziehen ein Fixum von 300 Fr. für ihre amtlichen Leistungen. Außerdem werden ihnen für Gänge und Fahrten in Dienstangelegenheiten sowie für den notwendigen Unterhalt und allfällige Dienstauslagen die wirklichen Barauslagen vergütet. Nicht in allen Gemeinden, in denen Tierärzte ansässig sind, bekleiden diese das Amt des Viehinspektors; etwa die Hälfte der züricherischen Tierärzte verwaltet solches Amt. Die Fleischbeschau ist der kantonalen Direktion des Gesundheitswesens unterstellt.

Der Landwirtschaftsdirektion des Kantons Bern ist ein Kantontierarzt als Beamter beigegeben. Er wird vom Regierungsrat auf eine Amtsdauer von 4 Jahren gewählt und hat sich ausschließlich seinem Amte zu widmen. Er bezieht ein festes Gehalt, führt die Geschäfte für die Veterinärsektion des Sanitätskollegiums, deren Mitglied er ist, und übt auch die Kontrolle über die Fleischbeschau sowie die Viehversicherung aus. In den Bezirken ist die Leitung der Seuchenpolizei den Kreis-

---

[1] Veröffentlichungen des Kaiserl. Gesundheitsamts 1887, S. 136.

tierärzten übertragen. Als Kreistierärzte sind nur solche Tierärzte wählbar, die sich über Kenntnis der einschlägigen Gesetzgebung ausgewiesen haben. Die Amtsdauer der Kreistierärzte ist auf 4 Jahre festgesetzt. Sie beziehen keine feste Besoldung, sondern erhalten vom Staate für ihre Bemühungen Entschädigungen, die nach dem Tarife für Medizinalbeamte zu berechnen sind.

Im Kanton Luzern sind als Veterinärbeamte Amtstierärzte angestellt, denen die Ausführung der bestehenden veterinären Verordnungen und der Weisungen des Sanitätsrats obliegt. Sie beziehen Tagegelder und Reisekosten nach einem besonderen Tarife. Den Amtstierärzten sind auch die Fleischbeschauer unterstellt.

Die Gesundheitspolizei der Haustiere im Kanton Uri untersteht der Sanitätsdirektion, der auch die Viehinspektoren unterstellt sind.

Die gesamte öffentliche Gesundheitspflege ist im Kanton Schwyz dem Polizeidepartement, Abteilung Sanitätswesen, übertragen. Letzterem gehört auch ein Tierarzt an. In dem Kantone walten 6 Bezirkstierärzte und ihre Adjunkten ihres Amts. Ein Gebührentarif bestimmt die Ansätze für die Ausführung veterinär- und sanitätspolizeilicher Aufträge.

Was die amtstierärztlichen Verhältnisse im Kanton Unterwalden anbetrifft, so fungiert in Obwalden ein dem Sanitätsrat untergeordneter Kantonstierarzt. Dieser bezieht jeweils ein vom Kantonsrat bereit gestelltes Gehalt und wird in außerordentlichen Fällen vom Fiskus entschädigt. In Nidwalden ist ein Kantonstierarzt angestellt, der auf die Dauer von 3 Jahren aus der Reihe der patentierten Tierärzte des Kantons gewählt wird. Er steht unmittelbar unter dem Regierungsrat und Sanitätsrat; ihm selbst sind die sämtlichen Tierärzte des Kantons unterstellt. Der Kantonstierarzt bezieht ein Gehalt von 25 Fr. jährlich. Ein amtlicher oder privater Gebührentarif für Tierärzte besteht nicht.

Als Vollzugsorgane im Kanton Glarus fungieren in den 3 Bezirken die vom Regierungsrat auf die Dauer von 3 Jahren gewählten Bezirkstierärzte. Diese beziehen ein jährliches Wartegeld von 1000—1200 Fr., und zwar zum Teil vom Kanton und den Gemeinden, zum Teil von den Pferde- und Viehversicherungsgesellschaften. Für ihre einzelnen Bemühungen werden sie nach einem besonderen Tarif entschädigt.

Dem Sanitätsrate des Kantons Zug gehört auch ein Tierarzt an. Auf Vorschlag des Sanitätsrats wird vom Regierungsrat aus der Zahl der patentierten Tierärzte der Kantonstierarzt und sein Adjunkt gewählt. Ersterer bezieht ein jährliches Wartegeld, das gegenwärtig 200 Fr. beträgt. Für amtliche Verrichtungen wird er nach einem besonderen Tarif entschädigt.

Im Kanton Freiburg sind die Bezirkstierärzte Vollziehungsbeamte der Polizeidirektion. Sie stehen unter dem Landwirtschaftsdepartement, einer Abteilung der Direktion des Innern, der Landwirtschaft und Statistik. Der Bezirkstierarzt in Freiburg-Stadt ist der technische Berater der Regierung. Für die amtlichen Verrichtungen der Tierärzte besteht ein besonderer Gebührentarif.

Auch im Kanton Solothurn ist das Veterinärwesen dem Landwirtschaftsdepartement unterstellt, nur die Fleischbeschau gehört zum Ressort des Sanitätsdepartements. Als amtlicher Tarif gilt ein Beschluß von 1888, nach dem Tierärzte, die Reisen im Auftrage staatlicher Behörden machen, mit 40 Cts. per Kilometer für Hin- und Rückreise entschädigt werden.

Ber Kanton Basel-Stadt besitzt ein Veterinäramt, dessen Vorsteher der Kantonstierarzt ist. Letzterer bekleidet gleichzeitig die Stelle eines Viehinspektors und Bahnhoftierarztes für den Inlandbahnhof. Seine Jahresbesoldung beträgt 4500 bis 6000 Fr. Die konsultative Praxis ist ihm gestattet, auch darf der Inhaber der Stelle das Amt eines Grenztierarztes annehmen.

Der Sanitätsrat des Kantons Basel-Land ist eine vom Regierungsrat auf 3 Jahre ernannte Behörde, der auch ein Tierarzt angehört. Besondere Amtstierärzte gibt es nicht. Beim Ausbruch von Seuchen haben die Tierärzte des Kantons das Nötige von sich selbst aus anzuordnen. Die Tierärzte werden nach dem freien Ermessen des Gemeindepräsidenten honoriert.

Im Kanton Schaffhausen sind eigentliche beamtete Tierärzte nicht angestellt; die veterinärpolizeilichen Funktionen werden von den Privattierärzten ausgeübt.

Auch im Kanton Appenzell A.-Rh. besteht die Einrichtung beamteter Tierärzte nicht. Für die im amtlichen Auftrage ausgeführten Verrichtungen gilt ein Sporteltarif.

Die Veterinärpolizei ist im Kanton Appenzell I.-Rh. dem Landwirtschaftsdepartement unterstellt, dem ein Kantonstierarzt beigegeben ist. Letzterer bezieht ein festes Gehalt von 1200 Fr., außerdem ist ihm die Ausübung der Privatpraxis gestattet.

Im Kanton St. Gallen ist ein Kantonstierarzt als ständiger Experte der Viehseuchenpolizei und des Veterinärwesens mit festem Gehalt angestellt. Tierärztliche Privatpraxis darf er nur bedingungsweise ausüben. Er bezieht außer seiner festen jährlichen Besoldung (4000 Fr.) Reiseentschädigungen. Als weitere Veterinärbeamte fungieren die Bezirkstierärzte und ihre Adjunkte. Die Entschädigung der Amts- und Privattierärzte für amtliche Verrichtungen geschieht nach der Gebührenordnung von 1895.

Chef der Veterinärpolizei im Kanton Graubünden ist der Vorsteher des Departements des Innern und der Volkswirtschaft, dem ein vollbesoldeter Kantonstierarzt beigegeben ist. Letzterem sind 14 Bezirkstierärzte unterstellt. Diese beziehen für amtliche Verrichtungen Tagegelder und Reiseentschädigungen.

Die Veterinärpolizei ist im Kanton Aargau Sache der Sanitätsdirektion. Dieser ist ein Tierarzt als Referent und technisches Vollzugsorgan beigegeben; er bekleidet auch die Stelle eines Kantonstierarztes. Als weitere Organe der Veterinärpolizei fungieren die Bezirkstierärzte. Letztere beziehen außer einer gesetzlichen jährlichen Besoldung von 150—250 Fr. für ihre einzelnen dienstlichen Verrichtungen in Seuchenfällen usw. Zulagen und Reisekostenentschädigungen.

Im Kanton Thurgau sind 8 Bezirkstierärzte angestellt, denen Adjunkten beigegeben sind. Die beamteten Tierärzte beziehen Gebühren nach einem Tarife vom Jahre 1864.

Vollziehendes Organ der Veterinärpolizei im Kanton Tessin ist der Kantonaltierarzt. Er wird auf 4 Jahre vom Staatsrat ernannt und erhält ein festes Gehalt nebst Reisekostenentschädigung. In Ausnahmefällen werden auch andere Tierärzte mit veterinäramtlichen Verrichtungen betraut.

Die Sanitätspolizei einschließlich der Veterinärpolizei wird im Kanton Waadt von einem Arzte geleitet, dem als Adjunkt ein Tierarzt beigegeben ist. Letzterer bekleidet die Stelle eines Kantonaltierarztes.

Im Kanton Wallis sind als Organe der Veterinärpolizei 3 Kreistierärzte angestellt, die von den Gemeinderäten auf je 4 Jahre gewählt werden.

Der Kanton Neuenburg hat einen Kantonstierarzt angestellt, der bei jeder Legislaturperiode neu gewählt wird. Seine Besoldung ist durch das Budget festgesetzt. Er wird in seiner amtlichen Tätigkeit durch die Bezirkstierärzte unterstützt.

Das Veterinärwesen im Kanton Genf ist dem Departement des Innern und der Landwirtschaft untergeordnet, dem der Kantonaltierarzt zur Verfügung steht. Letzterer bezieht ein festes Gehalt; außerdem ist ihm die Ausübung der Privatpraxis gestattet. Eine weitere Abstufung der Veterinärorganisation besteht in diesem Kantone nicht.

B. Tierärztliche Bildungsanstalten.

Die Ausbildung der Tierärzte erfolgt an den beiden veterinär-medizinischen Fakultäten der Hochschulen Zürich und Bern. Vorbedingung der Zulassung zum Studium der Tierheilkunde ist der Besitz des Maturitätszeugnisses. Die Zulassung zur Fachprüfung, deren Erledigung das Recht zur Ausübung der tierärztlichen Praxis in der ganzen Schweiz gibt, wird davon abhängig gemacht, daß der Kandidat 8 Semester Tiermedizin studiert hat. Nach dem Studienprogramm der vorgenannten Fakultäten soll nach dem Schlusse des zweiten Semesters eine naturwissenschaftliche Prüfung, nach dem sechsten Semester eine anatomisch-physiologische Prüfung abgelegt werden.

Für die Erwerbung der Doktorwürde der Veterinärmedizin (Dr. med. vet.) sind die Promotionsordnungen der Universitäten Zürich und Bern maßgebend.

II. Der Viehbestand.

A. Zahl der Tiere.

Auf Grund des Art. 6 des Bundesgesetzes, betreffend die Förderung der Landwirtschaft durch den Bund, vom 22. Dezember 1893, wird in der Schweiz alle fünf Jahre eine allgemeine Viehzählung vorgenommen. Der vom statistischen Bureau des eidgenössischen Departements im Innern veröffentlichten Statistik über die 6. allgemeine Viehzählung in der Gesamt-Schweiz, die am 20. April 1906 stattgefunden hat, sind folgende Angaben zu entnehmen:

Bevölkerung und Viehbesitzer.

Wohnbevölkerung am 1. Dezember 1900		3 315 443
Haushaltungen „ 1. „ 1900		728 920
Zahl der Viehbesitzer:		
a) mit Landwirtschaftsbetrieb	266 155	
b) ohne „	48 377	274 532

Einhufer:

Pferde, Hengste für Zucht	156	
Stuten für Zucht	5 496	
Aufzucht- und Arbeitspferde	129 720	135 372
Maultiere		3 153
Esel		1 679

Rindvieh:

Zuchtstiere	25 716	
Rinder und Kühe über 1 Jahr	1 070 330	
Aufzuchttiere, Schlachttiere unter 1 Jahr und Ochsen	402 098	1 498 144

Kleinvieh:

Schweine	548 970
Schafe	209 997
Ziegen	362 117

Zahl der Pferdebesitzer	73 476
„ „ Rindviehbesitzer	214 520
„ „ Kleinviehbesitzer	210 729

In 23 Bezirken kommen auf 1000 Einwohner   0—250 Stück Rindvieh
„ 56   „   „   „   „   „   251—500   „   „
„ 62   „   „   „   „   „   501—750   „   „
„ 32   „   „   „   „   „   751—1000 „   „
„ 15   „   „   „   „   „   1000 und mehr.

Auf 1 qkm land- und alpwirtschaftlich benutzten Boden entfallen 67 Stück, auf 1000 Einwohner in der Schweiz durchschnittlich 429 Stück Rindvieh.

In 10 Bezirken kommen auf 1 qkm   1—25 Stück Rindvieh
„ 33   „   „   „ „ „   26—50   „   „
„ 48   „   „   „ „ „   51—75   „   „
„ 45   „   „   „ „ „   76—100   „   „
„ 51   „   „   „ „ „   101 und mehr.

Am 21. April 1911 wurde die VII. eidgen. Viehzählung vorgenommen. Zur Zeit der Drucklegung waren nur die vorläufigen Ergebnisse erhältlich. Darnach waren am 21. April 1911 vorhanden:

Pferde:

unter 4 Jahren	17 456	
von 4 und mehr Jahren	180	
Hengste zur Zucht	180	
Stuten zur Zucht	6 679	
Arbeits- und Luxuspferde	119 408	
	Zusammen	143 723

Maultiere		2 980
Esel		1 542

Rindvieh (nach Alter und Nutzung):

Kälber zum Schlachten	38 625	
„ zur Aufzucht	188 421	227 046
Jungvieh von ½—1 Jahr		94 088
Rinder von 1—2 Jahren	164 305	
„ über 2 Jahre	94 319	258 624
Kühe		796 533
Zuchtstiere von 1—2 Jahren	19 019	
„ über 2 Jahre	7 394	26 413
Ochsen von 1—2 Jahren	17 261	
„ über 2 Jahre	23 406	40 667
	Zusammen	1 443 371

Nach Rassen:

Fleckviehgruppe:		
Rot- oder Halbfleckvieh	795 092	
Schwarzfleckvieh	38 196	833 888
Braunviehgruppe:		
Braun- oder Grauvieh	535 151	
Eringervieh	31 010	566 161
Andere Rassen und Gruppe Bastarde		43 922

Schweine (Zuchttiere):

Eber	2 158	
Mutterschweine	55 727	57 885
Aufzucht- und Masttiere:		
Ferkel und Faselschweine	301 153	
Mastschweine	210 215	511 368
	Zusammen	569 253
Schafe		159 727
Ziegen:		
Aufzuchtgitzi	52 710	
Mastgitzi	30 829	
Böcke	5 814	
Milch- und andere Ziegen	250 644	
	Zusammen	339 997

Ein Vergleich der beiden letzten Viehzählungen[1]) läßt erkennen, daß Pferde und Schweine die einzigen Viehgattungen sind, die eine Zunahme aufweisen. Die Zunahme

---

[1]) Vergl. Ergebnisse der eidgen. Viehzählung, Schweizer Handelsamtsbl. v. 22. Juli 1911, Nr. 182.

an Pferden beträgt 5,8 %; auf 1000 Einwohner entfallen jetzt 38 Pferde (1906: 39). Der Maultierbestand ist um 5,8 % zurückgegangen, der Bestand an Eseln um 8,9 %. Die Zahl der Rinder hatte bis 1906 stetig zugenommen, die Zunahme belief sich von 1901—1906 auf 11,8 %. In den letzten 5 Jahren hat der schweizerische Rindviehbestand dagegen eine Abnahme um 54 773 Stück = 3,8 % erfahren. Hiervon wurden jedoch die Milchkühe nicht betroffen, deren Zahl um 10 583 (1,3 %) gewachsen ist; immerhin kamen 1906 225 Milchkühe auf den Kopf der Bevölkerung und 1911 nur 212. Hand in Hand mit der absoluten Vermehrung der Milchkühe geht auch eine Zunahme der Zuchtstiere und der Aufzuchtkälber. Die Zählkategorien, welche vorwiegend Schlachtvieh einschließen, weisen einen bedeutenden Rückgang auf. Beim Schweinebestand war eine Vermehrung von 3,6 % zu verzeichnen. Diese Zunahme wird im wesentlichen auf die günstigen Fütterungsverhältnisse des Jahres 1910 zurückgeführt. Im Verhältnis zur Bevölkerung ist die Zahl der Schweine allerdings geringer geworden. Der Schafbestand ging um 31,5 %, der Ziegenbestand um 6,5 % zurück.

B. Hauptsächliche Tierrassen.

Rinder.

Das Schweizervieh ist weltberühmt. Es verdankt seinen hohen Wert den für die Viehzucht günstigen Boden- und klimatischen Verhältnissen des Landes, sodann aber auch dem bedeutenden Geschick und dem allgemeinen Interesse der Bevölkerung für die Hochzucht von Rindern. Eine wesentliche Förderung hat die Rinderzucht durch behördliche Maßnahmen erfahren[1]). Seit langen Jahren hat man mit großem Erfolg auf strengste Reinzucht scharf abgegrenzter Rassen hingearbeitet. Dabei wurde aber die Zucht auf Leistung nicht außer acht gelassen, obwohl auf die äußerlichen Rassenkennzeichen größter Wert gelegt wurde. Infolge einer viele Jahre hindurch geübten strengsten Zuchtwahl sind vorzüglich ausgeglichene Stämme von Rindern entstanden, die ihre Eigenschaften mit großer Zuverlässigkeit vererben.

Die Nutzungseigenschaften des Schweizerviehs sind freilich zu einem bedeutenden Teile an die klimatischen und die Bodenverhältnisse des Ursprungslandes gebunden; manche von diesen Eigenschaften gehen in fremden Ländern nach einigen Generationen zurück, wenn nicht hin und wieder mit Original-Schweizervieh aufgefrischt wird. Das Abhängigkeitsverhältnis von Form und Leistung der Tiere von dem Zuchtgebiete ist nicht bei allen Schweizer Viehschlägen gleich bedeutend. Zur Blutauffrischung wandern jährlich zahlreiche Stiere von der Schweiz in das Ausland. Die Tatsache, daß die Zahl der Rinder in der Schweiz in 40 Jahren um etwa 50 v. H. zugenommen hat und daß die Preise für Rassentiere eine bedeutende Höhe erreicht haben, zeugt von dem Interesse, das man diesem Vieh im Ausland entgegenbringt.

Seit langen Jahren wird in der Schweiz stammbuchmäßig gezüchtet, Kreuzungen zwischen den einzelnen Rassen und Schlägen werden nicht vorgenommen, weil hierfür kein Bedürfnis vorliegt. In allen staatlich unterstützten Züchtervereinigungen

---

[1]) Vergl. Rehsteiner, Die staatlichen Maßnahmen zur Förderung der Rindviehzucht in der Schweiz. Züricher Dissertation 1910.

werden Stammzuchtbücher (Zuchtregister) obligatorisch nach einheitlichen, vom schweizerischen Landwirtschaftsdepartement aufgestellten Mustern geführt, und in diese Bücher dürfen nur die auf den öffentlichen Schauen von den amtlichen Prüfungskommissionen als rasserein anerkannten und prämiierten Tiere eingetragen werden. Die Führung der Zuchtbücher untersteht der Aufsicht der Bundes- und Kantonbehörden; sie wird alljährlich durch die Zuchtbuchinspektoren der beiden großen Genossenschaftsverbände, nämlich des Verbandes der Schweizerischen Braunviehzuchtgenossenschaften und des Verbandes der Schweizerischen Fleckviehzuchtgenossenschaften, geprüft. In wie ausgedehntem Maße der Staat die Rindviehzucht zu fördern bestrebt ist, läßt die Tatsache erkennen, daß die Gesamtsumme der im Jahre 1911 zugesicherten eidgenössischen Prämien für Rindvieh 589909,38 Fr. betrug, und daß 22 Viehzüchtergenossenschaften Bundesbeiträge im Gesamtbetrage von 5950 Fr. zu Gründungskosten gewährt wurden.

Die schweizerischen Rinder gehören nach Rütimeyers Untersuchungen zwei verschiedenen Arten an, die nach ihrer Stirnform und Hornlänge als Bos frontosus und Bos brachyceros bezeichnet wurden. Die erstere Art wird allgemein als Schweizer Fleckvieh, die letztere als Schweizer Braunvieh bezeichnet. In dieser zweiten Gruppe gibt es jedoch viele Tiere, die nicht eine rein braune, sondern eine graubraune oder eine dachsgraue Haarfarbe haben. Die reinblütigen Tiere der Braunviehrasse haben aber immer gemein: Schwarze Hornspitzen, dunkles, bleifarbenes Flotzmaul (Nasenspiegel), dunkle Klauen, schwarze oder braune Schwanzquaste[1]). Das Fleckvieh ist im allgemeinen größer und schwerer als das Braunvieh, die Schulterhöhe des ersteren beträgt etwa 1,30 bis 1,50 m.

Die Braunviehrasse findet man in den Kantonen St. Gallen, Zürich, Schwyz, Graubünden, Glarus, Uri, Unterwalden, Luzern und Tessin.

Die Fleckviehrasse findet sich fast ausschließlich in den Kantonen Bern, Neuenburg, Freiburg, Solothurn, Baselland, Waadt, Genf und in überwiegender Zahl in den Kantonen Aargau, Thurgau, Schaffhausen und ungefähr zur Hälfte im Kanton Zürich.

Als besondere Rasse wäre noch zu erwähnen das Eringer-Vieh im Kanton Wallis.

Nächst der Rindviehzucht hat in der Schweiz die größte Bedeutung die Zucht der

Ziegen.

Je nach Farbe, Größe und Körperform unterscheidet man in der Schweiz vier Hauptziegenrassen[2]), nämlich

1. Die schwarzhalsige Walliser Rasse, auch Sattel-, Schwarzhals-, Vispentaler Ziege oder schlechtweg „Halsene" genannt, eine große und starke Ziege, deren Vorderteil bis hinter die Schultern ganz schwarz und deren Hinterteil rein weiß ist. Das Haar ist auffallend lang, die Hörner sind stark und lang, der Kopf ist kurz, Stirn und Maul sind breit, die gemsenartigen Beine sind kräftig und gut gestellt.

2. Die gemsfarbige Alpenrasse, die zu den verbreitetsten Ziegenrassen der Schweiz gehört. Sie ist von mehr oder weniger dunkler Färbung und von größerer

---

[1]) Vgl. G. Abt, Das schweizerische Braunvieh, Frauenfeld, Verlag von Huber & Co. 1905, S. 40.
[2]) Vgl. Dr. P. Heine, Prakt. Ziegenzucht, Neudamm 1907.

oder kleinerer Gestalt. Diese Ziegenrasse führt in den einzelnen Gegenden verschiedene Bezeichnungen.

3. Die schweizerische weiße (Saanen-) Rasse. Der Kopf ist im Vergleich zu anderen Rassen lang und die Stirn breit, Hals lang und nicht sehr stark, Hinterbeine weit gestellt, Länge der Haare bei den einzelnen Tieren verschieden.

Die Guggisberger oder Schwarzenburg-Guggisberger Ziege ist ein Schlag, der neben der Saanenziege im Simmental gehalten wird und dieser in keiner Weise nachsteht. Sie unterscheidet sich von letzterer hauptsächlich durch die Farbe des Haarkleides; während die Saanenziege rein weiß ist, wechselt die Guggisberger Ziege in den Farben von einfarbig hell bis dunkelbraun, braunweiß oder braunweißschwarz gefleckt.

Der Saanenziege gleichfalls sehr ähnlich ist die weiße Appenzeller Ziege.

4. Die Toggenburger Ziege ist von hellbrauner Farbe mit zwei weißgrauen Streifen, die sich seitlich am Kopfe hinziehen. Mit Ausnahme des Rückens und der Schenkel, wo die Haare halblang sind, ist der ganze Körper mit kurzen, feinen Haaren besetzt.

Schweine.

Die Schweinezucht hat erst in der neueren Zeit in der Schweiz einen gewissen Aufschwung erfahren. In Graubünden ist ein beachtenswerter Schlag als Rest des alten Torfschweines vorhanden, der unter dem Namen „Bündener Schwein" in der ganzen Schweiz bekannt ist. Im übrigen spielt die Schweinezucht in der Schweiz im Vergleich mit der Rindviehzucht keine besondere Rolle. Bei der Schweinefütterung bildet die für die Käsebereitung nicht verwertbare Molke das Hauptfutter, sie wird mit Kartoffeln, Mais und Getreideschrot vermischt den Schweinen gereicht.

Pferde und andere Einhufer.

Auch die Pferdezucht hat im Vergleich zur Rindviehzucht in der Schweiz nur eine geringe Bedeutung. Im allgemeinen sind die Geländeverhältnisse der Schweiz der Zucht von Pferden nicht sehr günstig. Durch Ankauf von geeigneten Zuchthengsten sucht jedoch die Bundesbehörde die Pferdezucht zu heben. Aus der neuesten Viehzählung ergibt sich, daß sich die Pferdezucht in den letzten Jahren etwas entwickelt hat. Die Zahl der „Bundeshengste" ist gestiegen. So besaß z. B. das Depot Avenches am 21. April 1911 84 Hengste, von denen 77 auf Deckstationen aufgestellt waren. Die vermehrte Pferdehaltung wird zum Teil auf den Mehrbedarf an Militärpferden, zum Teil auf die Entwicklung des Baugewerbes in den Städten und die Hebung der Industrie, zum Teil auf die Einführung von landwirtschaftlichen Betrieben mit Pferdeantrieb (Mähmaschinen usw.) zurückgeführt. Im wesentlichen wird das Acker- und Arbeitspferd gezogen. Die Kavallerie macht sich hauptsächlich durch Ankauf von Pferden im Ausland, insbesondere Deutschland und Irland, beritten. Im Jahre 1911 wurden in die Schweiz zu den verschiedenen Gebrauchszwecken insgesamt 10070 Pferde eingeführt, darunter aus Frankreich 5914, aus Deutschland 1435. Das frühere Schweizer Alpenpferd, das auf den schmalsten und steilsten Felsenstegen sicher kletterte und auch vielfach als Reitpferd ausgeführt wurde, ist fast ganz verschwunden. Das eidgenössische Hengste- und Fohlendepot enthielt am Ende des Jahres 1911 2 Vollbluthengste, 60 Halbbluthengste und 30 Hengste des Zugschlages. Vom Bunde wurden importiert oder anerkannt im Jahre 1911 156 Hengste, von denen 7961 Stuten gedeckt wurden.

Maultiere und Esel werden hauptsächlich in den Kantonen Wallis, Waadt, Freiburg und Tessin gezogen.

Schafe.

Im allgemeinen ist die Schafzucht der Schweiz ohne Belang; einige Bedeutung besitzt sie nur in Wallis und im Bündner Oberland. Der Schafzucht wird in keinem Kanton ein besonderes Interesse entgegengebracht.

C. Viehhaltung und Viehverwertung.

Im schweizerischen Flachland herrscht die Stallhaltung vor mit Frühjahrs- und Herbstweide. Das Jungvieh wird meist auf benachbarten Voralpen und Alpen gesömmert. An vielen Orten haben sich zu diesem Zwecke Weidegenossenschaften gebildet.

In den Alpenkantonen herrscht naturgemäß der Alpweidebetrieb vor.

Das Beschlagen der Alpenweiden mit Vieh ist von der Regierung geregelt, damit sie nicht mit mehr Tieren beschickt werden, als dort ihre ausreichende Nahrung finden. Jede Alp ist danach zur Berechnung ihrer Betriebsfähigkeit in kleine Flächen eingeteilt, die zur Ernährung einer Kuh genügen. Eine solche Fläche wird ein „Kuhrecht" oder ein „Stoß" genannt. Beim Beschlagen der Weiden entfällt auf eine Kuh ein Kuhrecht, auf ein Jungrind $1/2$, ein Kalb $1/4$, ein Schwein $1/2$, ein Ferkel $1/4$, eine Ziege oder Schaf $1/6$—$1/4$ und auf ein Lamm $1/12$ Kuhrecht.

Es sind zu unterscheiden Gemeindealpen und Privatalpen. Erstere sind gemeinsamer Besitz; an ihrer Nutzung hat jeder, der in der Gemeinde als Grundbesitzer ansässig ist und sein Vieh dort wintert, ein Anrecht. Die Privatalpen sind entweder in Einzelbesitz oder im Besitz von Genossenschaften, zum Teil gehören sie öffentlichen Anstalten, Spitälern, Klöstern usw.

Das Gras und Heu der Alpen sind durch einen hohen Protein- und Fettgehalt ausgezeichnet. Nach den Angaben von Dr. Stebler und Professor Schröter[1]) in Zürich enthalten:

	Rohprotein %	Rohfett %	Rohfaser %	Asche %
Talheu (im Mittel)	11,8	3,10	22,8	7,20
Alpenheu	12,8	3,76	22,9	6,46
Wiesenheu	9,7	2,50	26,3	6,20

Für die Verbesserung der Alpenweiden bringen sowohl der Bund als auch die Kantone aus allgemeinen Mitteln große Opfer zur Durchführung von Entwässerungen, für die Beseitigung gesundheitsgefährlicher Sumpfstellen, für Wegeanlagen, Wasserversorgungen, Einfriedigungen, Beseitigung von Steinen usw.

---

[1]) Landwirtschaftl. Gesellschaftsreise durch die Schweiz, Reisebericht von Dr. Neumann in Herford. Arb. d. Deutsch. Landwirtschaftl. Gesellsch. Heft 159 S. 35.

Auf den Hochalpen gibt es keine Ställe für das daselbst weidende Vieh; aber auch in den übrigen Alpenregionen kommt das Vieh nur während der größten Tageshitze, vielfach auch nur zum Melken, in den Stall. Die Ställe sind meistens sehr niedrig, haben aber eine gute Ventilation und werden im allgemeinen sauber gehalten.

Gegenüber der Zucht rassereiner Zuchttiere und Milchnutzung tritt die Viehmast zurück, und es deckt daher die einheimische Viehzucht nur etwa $^3/_4$ des gesamten Rindfleischbedarfs der Schweiz, so daß jährlich noch etwa 70 000 Stück Schlachtvieh im Gesamtwert von rund 40 Millionen Franken eingeführt werden müssen. Die Ausfuhr umfaßt hauptsächlich Nutz- und Zuchtvieh, dessen Gesamtwert sich 1907 auf 9,4 Millionen Franken belief.

D. Viehversicherung.

Eine staatliche Viehversicherung ist eingeführt in den Kantonen Zürich, Bern, Uri, Solothurn, Glarus, Freiburg, Basel-Stadt, Basel-Land, Schaffhausen, Graubünden, Aargau, Thurgau, Tessin, Waadt, Neuenburg für das Tal Val de Ruz und im Kanton Genf.

Die staatliche Viehversicherung ist nach zwei Systemen geregelt, nach dem rein obligatorischen und dem fakultativ-obligatorischen. Bei dem erstgenannten System sind sämtliche Rindviehbesitzer verpflichtet, ihr Vieh von einer gewissen Altersgrenze an zur Versicherung anzumelden. Beim zweiten System ist es einer Gemeinde freigestellt, durch Mehrheitsbeschluß die Bildung einer Viehversicherungskasse zu beschließen; beschließt die Mehrheit in diesem Sinne, so ist auch die Minderheit verpflichtet, ihr Vieh in die Versicherung anzumelden.

Das rein obligatorische System der staatlichen Viehversicherung besteht in den Kantonen Zürich, Glarus, Freiburg, Basel-Stadt, Schaffhausen, Thurgau, Neuenburg und Genf.

Das fakultativ-obligatorische System ist eingeführt in den Kantonen Bern, Uri, Solothurn, Basel-Land, Graubünden, Aargau, Tessin, Waadt und Wallis.

Eine staatliche Viehversicherung fehlte bis zum Jahre 1911 in den Kantonen Luzern, Schwyz, Nidwalden, Obwalden, Zug, Appenzell A. Rh., Appenzell I. Rh., St. Gallen.

Die Viehversicherungskassen werden von den Kantonen und dem Bunde in der Weise unterstützt, daß ihnen für jedes versicherte Stück Großvieh etwa 2 Fr. vergütet werden.

Als Beispiel für die Art der Regelung der obligatorischen Viehversicherung in der Schweiz sei der wesentliche Inhalt des Gesetzes, betr. die obligatorische Viehversicherung und die Entschädigung für Viehverlust durch Seuchen im Kanton Zürich, vom Mai 1895 angeführt:

Die Versicherung gegen den Verlust von Rindvieh durch Unfälle oder Krankheiten ist obligatorisch. Für die obligatorische Viehversicherung werden Versicherungskreise gebildet, die in der Regel mit den politischen Gemeinden zusammenfallen. Jeder Kreis hat eine Versicherungskasse mit selbständiger Verwaltung. Die Kreisversammlung der Versicherten ist das oberste Verwaltungsorgan der Viehversicherungskasse. In dieser Versammlung hat jeder Versicherte ohne Rücksicht auf die Größe seines Viehstandes eine Stimme. Jeder Versicherungskreis gibt sich im Rahmen dieses Gesetzes Statuten, in denen über die innere Verwaltung und über die Verwertung des Fleisches der gefallenen Tiere das Erforderliche bestimmt wird. Der Regierungsrat erläßt eine Anleitung für die Aufstellung der Statuten. Die Statuten unterliegen der Genehmigung der Direktion der Volkswirtschaft.

Die Beiträge der Versicherten werden nach dem Schätzungswerte der versicherten Tiere bemessen. Als ordentlichen Jahresbeitrag zahlt jeder Versicherte 50 Rappen von 100 Franken der Versicherungssumme. Etwa notwendige Nachschüsse werden von der Kreisversammlung der Versicherten auf Antrag des Vorstandes beschlossen. Ebenso steht der Kreisversammlung eine Reduktion des ordentlichen Jahresbeitrages zu, sofern die Rechnungsergebnisse der drei vorausgegangenen Jahre dies rechtfertigen.

Der kantonale Viehversicherungsfonds wird gebildet aus dem bisherigen Viehscheinstempelfond und einem Beitrag der Kantonalbank von 100000 Franken. Die Erträgnisse dieses Fonds werden unter die Viehversicherungskassen nach ·Maßgabe ihrer Versicherungssummen verteilt. In gleicher Weise wird der Anteil an den Einnahmen nach dem Gesetze, betreffend den Viehverkehr unter die Versicherungskassen, verteilt. Der Kanton leistet den Viehversicherungskassen für die Schadenvergütungen einen jährlichen Beitrag von 20% und weist ihnen überdies die vom Bunde gewährten Beiträge zu. Die Versicherungskassen haben jeweilen auf Ende November ihre Rechnungen abzuschließen und bis Ende Januar der Direktion der Volkswirtschaft einzureichen.

Die Besitzer von Rindvieh sind verpflichtet, dieses in die Versicherung ihres Kreises aufnehmen zu lassen. Es darf jedoch nur gesundes Vieh in die Versicherung aufgenommen werden und Jungvieh erst in einem Alter von 3 Monaten, Handelsvieh kann durch Beschluß der Kreisversammlung von der Versicherung ausgeschlossen werden. Vieh, das in den Kantonen neu eingeführt worden ist, wird erst nach Ablauf von 10 Tagen in die Versicherung aufgenommen. In die Kantone eingeführte Kühe, die über 10 Jahre alt sind, dürfen nicht aufgenommen werden und bleiben ausgeschlossen, auch wenn sie nachher in anderen Besitz übergehen. Tiere, die zur Sömmerung in den Kanton eingeführt werden, sind von der Versicherung ausgeschlossen; ebenso solche, die zur Sömmerung außerhalb des Kantons verbracht werden, während der Zeit der Sömmerung. Tiere, welche zur Sömmerung aus einem Versicherungskreise des Kantons in einen anderen gebracht werden, bleiben im ersteren versichert; ebenso Tiere, welche wegen Wohnsitzänderung des Besitzers in einen anderen Kreis verbracht werden, jedoch nur bis zum Schluß des Versicherungsjahres. Die gemäß diesem Gesetz in die Versicherung aufgenommenen Tiere dürfen nicht bei anderen Versicherungsanstalten gegen dieselben Gefahren versichert werden.

Die Aufnahme in die Versicherung erfolgt durch die Einschätzung. Jährlich mindestens einmal ist in den Versicherungskreisen eine Einschätzung der unter die Versicherung fallenden Viehstücke vorzunehmen. In der Zwischenzeit erworbene Tiere hat der Besitzer auf seine Kosten einschätzen zu lassen. Wer ein in den Kanton eingeführtes Stück Vieh erwirbt, hat es vor der Einschätzung tierärztlich untersuchen zu lassen und den Befundbericht dem Vorstande einzureichen. Weibliche Tiere dürfen nicht mit mehr als 700 Franken, männliche nicht mit mehr als 1000 Franken eingeschätzt werden.

Die Viehversicherungskassen vergüten den Schaden, der den versicherten Viehbesitzern durch Unfall oder Krankheit ihrer Viehstücke entsteht, jedoch erfolgt keine Entschädigung, wenn Viehverlust infolge Brandunglücks oder nachgewiesenen Verschuldens des Besitzers eingetreten ist. Im Schadensfall soll der Wert des Tieres durch eine neue Schätzung festgestellt werden; dieser ist der Wert des Tieres vor der Krankheit oder dem Unfall zugrunde zu legen. Versicherungskassen, die das Vieh mehr als zweimal im Jahr einschätzen, sind zu einer neuen Schätzung im Schadensfalle nicht verpflichtet.

Die Schadensvergütung wird in der Weise berechnet, daß vom Schätzungswerte des Tieres der Erlös aus den verwertbaren Teilen in Abrechnung fällt und vom Reste dem Versicherten 80% ausbezahlt werden. Die Kosten für das Schlachten und allfällige tierärztliche Behandlung hat der Besitzer selbst zu tragen.

Ist ein versichertes Tier der Perlsucht (Tuberkulose) verdächtig, so ist der Viehbesitzer verpflichtet, dem Vorstand des Versicherungskreises sofort Anzeige zu machen. Der Vorstand ordnet die tierärztliche Untersuchung solcher Tiere auf Kosten der Versicherungskasse an. Wird das Tier krank befunden, so hat der Vorstand ohne Verzug die Abschlachtung anzuordnen.

Die Versicherungskassen sind verpflichtet, unter in den Statuten aufzustellenden Bedingungen auf Begehren der Besitzer auch deren Kleinvieh (Schweine, Ziegen, Schafe) in die Versicherung aufzunehmen.

Zur Förderung der Pferdeversicherung oder bei Verlust von Tieren des Pferdegeschlechtes kann der Regierungsrat Beiträge verabreichen. Der Regierungsrat verfügt zu diesem Behufe über die Einnahmen nach dem Gesetze, betreffend den Viehverkehr (Viehscheinstempel, Patentgebühren und dergl.), soweit diese vom Verkehr mit Tieren aus dem Pferdegeschlecht herrühren.

Wird zur Bekämpfung einer Seuche (Art. 1 des Bundesgesetzes über polizeiliche Maßregeln gegen Viehseuchen vom 8. Februar 1872) das Töten von Pferden, Rindvieh, Ziegen, Schafen oder Schweinen polizeilich angeordnet, so leistet der Staat vollen Schadenersatz, wenn ein gesundes Tier getötet werden mußte, einen Beitrag von 80% des Schadens, Desinfektionskosten inbegriffen, wenn kranke Tiere, Futterstoffe, Stroh, Dünger oder Gerätschaften beseitigt wurden.

Der Anspruch auf vollen oder teilweisen Ersatz des Schadens fällt dahin, wenn der Geschädigte den Vorschriften der Bundesgesetze vom 8. Februar 1872 und vom 1. Juli 1886 über polizeiliche Maßregeln gegen Viehseuchen zuwider gehandelt hat.

Die Entschädigungen für Viehverluste durch Seuchen werden aus der Staatskasse bestritten.

Den nach diesem Gesetz gegründeten Kassen ist gestattet, den Versicherungsbestand bisheriger ähnlicher Versicherungsanstalten mit oder ohne Entgelt zu übernehmen. Derartige Verträge unterliegen der Genehmigung der Direktion für Volkswirtschaft.

Der Regierungsrat erläßt die zur Ausführung dieses Gesetzes nötigen Bestimmungen. Er sorgt insbesondere für rechtzeitige Feststellung der Versicherungskreise und Einrichtung der Versicherungskassen. Übertretungen der Vorschriften dieses Gesetzes werden mit Polizeibuße bis auf 200 Franken bestraft.

In welcher Weise die fakultative Rindviehversicherung geregelt ist, zeigt das im Jahre 1898 für den Kanton Graubünden erlassene Gesetz. Dieses Gesetz bestimmt, daß der Gemeindevorstand auf den Antrag des vierten Teiles der in einer Gemeinde ständig wohnenden Rindviehbesitzer die vorbereitenden Schritte zur Bildunng einer Anstalt für Viehversicherung zu tun hat. Der Gemeindevorstand hat eine Versammlung anzuberaumen, und wenn in dieser zwei Dritteile aller ständig in der Gemeinde wohnenden Rindviehbesitzer für die Errichtung einer Viehversicherungsanstalt stimmen, so ist dieser Beschluß für sämtliche Rindviehbesitzer der Gemeinde verbindlich. Hat sich die erforderliche Mehrheit für die Errichtung einer Viehversicherungsanstalt ausgesprochen, so wählt die Versammlung eine Kommission zur Ausarbeitung von Statuten. Die letzteren sind einer neu einzuberufenden Versammlung sämtlicher Rindviehbesitzer zur Beratung und Beschlußfassung vorzulegen. Sowohl für die Wahl der Kommission, wie für die Beratung und Annahme der Statuten entscheidet die einfache Mehrheit der anwesenden Rindviehbesitzer. Mit der Annahme der Statuten ist die Viehversicherungsanstalt errichtet. Dieselbe hat den Charakter einer öffentlich rechtlichen Korporation. Sie kann unter ihrem eigenen Namen Rechte erwerben, Verbindlichkeiten eingehen und vor Gericht treten.

Um eine bestehende Viehversicherungsanstalt aufzulösen, ist die Zustimmung der Mehrheit sämtlicher stimmberechtigter Genossen erforderlich. Für alle anderen Beschlüsse genügt die Zustimmung der bei der Versammlung anwesenden Mitglieder.

Die Versicherung umfaßt alles bleibend in der Ortschaft befindliche Rindvieh, das den ständig in der Gemeinde, beziehungsweise in den zu einem Versicherungskreise vereinigten Gemeinden wohnenden Rindviehbesitzern, gehört, jedoch bleibend — über 6 Monate — in der Gemeinde eingestellt ist.

Von der Aufnahme in die Versicherung sind ausgeschlossen: Tiere unter 4 Monaten, kranke Tiere, Handelsvieh, Tiere, die mehr als 15 Jahre alt sind.

Durch Beschluß des obersten Anstaltsorganes können einzelne Viehbesitzer von der Versicherung dauernd oder zeitweise ausgeschlossen werden. Der Ausschluß kann insbesondere stattfinden wegen der Schwierigkeit der Überwachung der Viehhabe eines Viehbesitzers oder wegen des besonders hohen Grades der Verlustgefahr, welcher ein Viehbesitzer aus irgend einem Grunde, z. B. infolge schlechter Behandlung seiner Tiere, unterliegt.

Viehverluste, welche durch nachgewiesenes Verschulden des Besitzers verursacht worden sind, werden nicht entschädigt.

Die Versicherungsanstalt leistet den Viehbesitzern nach Maßgabe der Statuten Ersatz für den Schaden, den sie durch Krankheit oder Unfall in Verbindung mit dem nachfolgenden Tod oder der notwendig gewordenen Tötung, sowie durch Umstehen versicherter Tiere erleiden. Der Ersatz darf 80% des wirklichen Schadens nicht übersteigen. Von der Versicherung ausgenommen sind Schäden, für die gemäß

Art. 17, 18, 19 und 20 des Bundesgesetzes über polizeiliche Maßregeln gegen Viehseuchen vom 8. Februar 1872 vom Bund und den Kantonen Ersatz geleistet werden muß (Rinderpest und Lungenseuche).

Die Aufstellung der Statuten ist Sache der Versicherungsanstalten.

Die Statuten sind der Genehmigung des Kleinen Rates zu unterbreiten. Ebenso muß die Buchführung und die Jahresrechnung dem Kleinen Rate zur Prüfung und Genehmigung vorgelegt werden.

An die nach Maßgabe dieses Gesetzes errichteten Versicherungsanstalten bezahlt der Kanton Beiträge, welche 30% der Leistungen der Mitglieder (Prämien) gleichkommen. Diese werden nach Genehmigung der betreffenden Jahresrechnungen durch den Kleinen Rat ausgerichtet.

Wegen der staatlichen Entschädigung bei Viehverlusten durch Seuchen vgl. Abschnitt IV unter C (S. 36).

III. Viehverkehr.
A. Viehhandel, Ausfuhr und Bestimmungsländer.

Für den Viehverkehr (Viehhandel) innerhalb der Schweiz sind die Bestimmungen der Artikel 3—11 des Bundesgesetzes von 1872 sowie die Artikel 10—23 und 42 der hierzu erlassenen Vollzugsverordnung[1]) maßgebend.

Die Ausfuhr umfaßt, wie schon erwähnt wurde, hauptsächlich Nutzvieh. Die wichtigsten Absatzgebiete sind Deutschland, Österreich und Italien. In neuerer Zeit führt auch Spanien Schweizer Vieh wieder in beträchtlichem Umfange ein, seitdem durch den schweizerisch-französischen Handelsvertrag die Durchfuhr von Vieh durch Frankreich ermöglicht wurde.

Die Ausfuhr von Schlachtvieh ist zur Zeit unbedeutend. In einzelnen früheren Jahren hat eine bedeutende Ausfuhr von älteren Schlachtkühen („Wurstkühen") nach Deutschland stattgefunden.

Nach der „Schweizerischen Handelsstatistik, Ein- und Ausfuhr der wichtigsten Waren im 4. Quartal und Jahr 1911, herausgegeben vom Schweiz. Zolldepartement" stellte sich die Ausfuhr von Rindern (Nutzvieh) im Jahre 1911, wie folgt.

Ochsen mit Milchzähnen 24 (1910: 87),
Ochsen ohne Milchzähne 3 (6),
Stiere zur Zucht nach

Deutschland	1018
Österreich-Ungarn	371
Italien	1557
Rußland	80
Serbien	28
Rumänien	20
Brasilien	54
Verschiedenen Ländern	19

Zusammen 3147 (3421) Stück im Werte von Fr. 2 676 725.

---
[1]) Veröffentl. des Kaiserl. Gesundheitsamtes 1888 S. 554.

Kühe (Nutzvieh)

Deutschland	521
Österreich-Ungarn	1575
Frankreich	109
Italien	3257
Rußland	57
Spanien	466
Anderen Ländern	65
Zusammen	6150 (5713),

Rinder, geschaufelt, Nutzvieh 1609 (1745),
Kälber bis und mit 60 kg 1513 (1284),
Anderes weibliches Jungvieh 4825 (5650),
Jungochsen 2198 (2243).

B. Viehbeförderung auf Eisenbahnen und Schiffen.

Vorschriften über den Viehverkehr auf Eisenbahnen und Schiffen enthält die Vollzugsverordnung vom 14. Oktober 1887 zu den Bundesgesetzen über polizeiliche Maßregeln gegen Viehseuchen vom 8. Februar 1872, 19. Juli 1873 und 1. Juli 1886[1]). Aus dieser Verordnung sind folgende Bestimmungen hervorzuheben.

Tiere des Rindviehgeschlechts, sowie Schafe, Ziegen und Schweine dürfen auf Eisenbahnen nur verladen werden, wenn für sie ein Gesundheitsschein beigebracht ist.

Die zum Schutze des Viehs auf den Bahnhöfen bestimmten Schuppen, die Rampen und die zum Viehtransporte bestimmten Wagen sind von den Eisenbahngesellschaften stets in reinem Zustande und frei von ansteckenden Stoffen zu erhalten. Sie sind nach jedem Viehtransporte zu reinigen und zu desinfizieren.

Die kantonalen Behörden treffen innerhalb ihres Gebietes die notwendigen Maßnahmen zur wirksamen Kontrolle des Viehverkehrs auf Eisenbahnen. Sie ernennen ferner einen diplomierten Tierarzt zur Überwachung der Desinfektion der Eisenbahnwagen, Quais, Rampen usw. und der vorgeschriebenen Reinigungsarbeiten.

Der Bund ordnet eine einheitliche Überwachung der von den Kantonen ausgeübten Kontrolle an.

Das Schweizerische Landwirtschaftsdepartement hat unter dem 22. März 1907 Vorschriften, betreffend die Reinigung, Waschung und Desinfektion der zum Viehtransport verwendeten Eisenbahnwagen und Schiffe, erlassen. Danach müssen Eisenbahnwagen, Schiffe usw., in denen Pferde, Maultiere, Esel, Rindvieh, Ziegen, Schafe oder Schweine transportiert worden sind, vor ihrer neuen Verwendung gereinigt, gewaschen und desinfiziert werden. Quais, feste und bewegliche Rampen, die zum Ein- oder Ausladen von Vieh genannter Gattungen benutzt worden sind, sind unmittelbar nachher zu reinigen, zu waschen, zu spülen und zu desinfizieren; desgleichen Werkzeuge und Geräte, welche auf den Stationen oder in den Wagen und Schiffen zum Füttern, Tränken oder zum Anbinden des Viehs gedient haben. Ebenso sind die Schaufeln,

---

[1]) Veröffentlichungen des Kaiserl. Gesundheitsamtes 1888 S. 554.

Kratzeisen, Bürsten und Besen, welche man zum Reinigen und Waschen der Wagen, Schiffe, Quais, Rampen usw. verwendet hat, zu desinfizieren.

Auf jedem zum Viehtransport bestimmten Wagen ist unmittelbar nach dem Verladen auf einer der beiden Längsseiten ein weißer Zettel anzubringen, der die großgedruckten Worte „Zu desinfizieren" enthält und auf dem auch Tag und Stunde der Entladung unter Beifügung des Stationsstempels zu bemerken ist. Nach der Desinfektion ist unter dem weißen Zettel ein gelber Zettel aufzukleben, der das großgedruckte Wort „Desinfiziert" enthält und auf dem auch der Tag und die Stunde der Beendigung der Desinfektion nebst dem Stationsstempel anzubringen ist.

Nachdem das Vieh den Wagen verlassen hat, ist der letztere nach der Reinigungsstelle zu verbringen und dort zu reinigen, zu waschen und zu desinfizieren.

Die Desinfektion ist mittels 50% Kresol enthaltendem Kresapol, letzteres zu 3% in warmem Wasser gelöst, vorzunehmen. Die innere Oberfläche (Boden, Wände, Decke und Türen) und eventuell äußere Teile des Wagens müssen direkt und vollständig mit der erwähnten Kresapollösung besprengt werden. Die dreiprozentige Kresapollösung ist auch zur Desinfektion der Quais, Rampen, Barrieren, Geräte und Werkzeuge usw. zu verwenden, welche mit Transportvieh in Berührung gekommen sind. Wenn mit einer ansteckenden Krankheit behaftetes Vieh befördert worden ist, muß die Desinfektion der Wagen, der beschmutzten Gegenstände, der Quais · usw. unter Aufsicht eines patentierten Tierarztes stattfinden.

Das schweizerische Landwirtschaftsdepartement ist ermächtigt, die Verwendung anderer Desinfektionsmittel zu gestatten, sofern diese nachweisbar die nämlichen Garantien wie Kresapol bieten, und wenn die gesuchstellenden Gesellschaften sich verpflichten, auf allen ihren Linien ausschließlich das bewilligte Desinfektionsmittel zu verwenden.

Zur Verteilung des Desinfektionsmittels ist ein Pulverisator (Japy oder ähnliche Konstruktion mit ebenso starker Wirkung) zu verwenden.

Die Eisenbahnverwaltungen haben alljährlich im Monat Januar dem Eisenbahndepartement die Stationen zu bezeichnen, die im Laufe des Jahres nach Maßgabe der obigen Vorschriften für die Desinfektion der Wagen eingerichtet werden. Die Desinfektionsvorschriften gelten sinngemäß auch für den Viehverkehr mit Schiffen.

Die kantonalen Behörden kontrollieren die Vollziehung der in Rede stehenden Vorschriften, soweit sie sich auf die Reinigung, Waschung und Desinfektion beziehen; sie beauftragen ihre Sanitäts- und Polizeiorgane, deren genaue Anwendung auf allen innerhalb der Kantonsgrenzen liegenden Transportanstalten zu überwachen. In den Bahnhöfen, denen Grenztierärzte zugeteilt sind, überwachen diese die Vollziehung der vorliegenden Vorschriften.

C. Beaufsichtigung der Viehmärkte und der Viehausstellungen.

Artikel 9 des Bundesgesetzes über polizeiliche Maßregeln gegen Viehseuchen vom 8. Februar 1872 schreibt vor, daß zu Viehmärkten und Viehausstellungen Rindvieh und Tiere des Pferdegeschlechts ohne Gesundheitsschein nicht zugelassen werden dürfen, und daß die Viehmärkte außerdem einer sorgfältigen sanitätspolizeilichen Aufsicht zu unterstellen sind.

Im einzelnen ist die veterinärpolizeiliche Beaufsichtigung der Viehmärkte durch Artikel 75—78 der Vollzugsverordnung zu dem vorgenannten Gesetze geregelt. Danach dürfen Viehmärkte nur mit Bewilligung der Kantonsbehörden abgehalten werden; diese treffen die notwendigen Verfügungen zur Überwachung der Märkte. Die Behörde des Ortes, in dem der Viehmarkt stattfindet, hat für jede Tiergattung einen besonderen Platz zu bestimmen. Jedes zum Verkauf aufgeführte Tier muß von einem gültigen Gesundheitsschein oder Passierschein begleitet sein. Dieser wird am Eingange des Marktes kontrolliert. Wenn ein oder mehrere Fälle einer ansteckenden Krankheit an einem Orte auftreten, darf der Viehmarkt nur mit spezieller Bewilligung der kantonalen Sanitätsbehörde abgehalten werden. Tiere, die verkauft oder auf Märkte geführt werden, ohne von Gesundheitsscheinen begleitet zu sein, oder deren Gesundheitsscheine unregelmäßig ausgestellt, unvollständig oder gefälscht erscheinen, sind durch die Polizei in Beschlag zu nehmen und auf Kosten des Eigentümers einer speziellen tierärztlichen Untersuchung zu unterwerfen. Alle Tiere sind ohne Unterschied und ohne Rücksichtnahme auf ihre Herkunft beim Zugang zum Markte durch einen oder mehrere hierfür von der kantonalen Sanitätsbehörde bezeichnete Tierärzte zu untersuchen.

Kranke, krankheitsverdächtige oder von einem verseuchten Orte herkommende Tiere sind am Marktorte auf Kosten der Eigentümer abzusondern und abzusperren.

Die Sanitätsbehörde bringt sofort zur Bekämpfung der Krankheit, von der das Tier ergriffen ist, die im Gesetz und in der Vollziehungsverordnung vorgeschriebenen Maßnahmen in Anwendung. Die Tiere, welche unterwegs oder beim Aufführen auf den Marktplatz der Ansteckung ausgesetzt waren, sind schleunigst ausfindig zu machen und nach dem Wohnorte ihrer Eigentümer, wo sie abgesondert und abgesperrt werden, zurück zu transportieren. Die Ortsbehörde trifft alsdann die dringlichen Maßnahmen zur Verhinderung der Ausbreitung der Krankheit.

In allen Ortschaften, in welchen Viehmärkte abgehalten werden, sowie an den Eisenbahnstationen, auf welchen ein lebhafter Viehverkehr stattfindet, haben die Ortsbehörden für ausreichende und zweckmäßig eingerichtete Stallungen zur Absperrung von Vieh zu sorgen.

Die für die Viehmärkte aufgestellten Vorschriften gelten ebenfalls für Viehausstellungen.

D. Sömmerung und Überwinterung des Viehs.

Die Kantone erlassen (vgl. Art. 82—84 der vorgenannten Vollzugsverordnung) in Anwendung des Artikels 11 des Gesetzes vom 8. Februar 1872 alle diejenigen Vorschriften, welche ihnen behufs Regelung der Sömmerung und Winterung des Groß- und Kleinviehs auf ihrem Gebiete als notwendig erscheinen.

Der Auftrieb von Groß- und Kleinvieh zur Weide ist zu verbieten, sofern ein einziges Stück der Herde mit einer ansteckenden Krankheit behaftet ist. Dringende Fälle sind durch einen Beschluß der kantonalen Behörden zu erledigen, in welchem gemäß Artikel 51 die Bedingungen und Vorsichtsmaßregeln, unter welchen der Auftrieb erfolgen kann, vorgeschrieben und bezeichnet werden.

Jedes Tier, welches zum Zwecke der Sömmerung oder des Weidganges aus dem Kanton getrieben wird, muß von einem vorschriftsmäßigen Gesundheitsscheine begleitet sein. Für alle Tiere, welche an den gleichen Bestimmungsort geführt werden und dem gleichen Eigentümer gehören, kann ein Kollektivschein ausgestellt werden.

Diese Scheine gelten für Eisenbahn- und Schiffstransporte, nicht aber für den Verkauf. Sie sind innerhalb 48 Stunden nach Ankunft der Tiere an ihren Bestimmungsort (Alpe oder Weide) dem Viehinspektor des Orts einzuhändigen. Zur Zeit des Abtriebes erklärt dieser die Scheine durch Visum als zur Rückkehr gültig, worauf das Vieh in die Gemeinde, aus welcher es hergekommen, zurückgeführt werden kann. Im Falle eines Verkaufes hat der Viehinspektor einen Gesundheitsschein nach besonderem Formular auszustellen, den Abgang des Stückes auf dem für die Sömmerung ausgefertigten Scheine vorzumerken und hiervon sofort dem Viehinspektor der Gemeinde, aus welcher das verkaufte Stück hergekommen, Mitteilung zu machen.

E. Die Kontrolle des Viehverkehrs durch die Viehinspektoren.

Die Aufgaben der Viehinspektoren (vgl. S. 2) sind doppelter Art. Nämlich solche, welche durch die eidgenössischen Gesetze und durch die bundesrätlichen Verordnungen allen Viehinspektoren der Schweiz ohne Ausnahme vorgeschrieben sind und welche als Mindestforderungen angesehen werden müssen. Dazu kommen dann noch die besonderen, weitergehenden Forderungen der verschiedenen Kantone.

In Nachfolgendem handelt es sich nur um die eidgenössisch vorgeschriebenen Obliegenheiten der Viehinspektoren.

Die Viehinspektoren müssen:

1. Ursprungs- oder Gesundheitsscheine ausstellen;
2. Gesundheits- und Passierscheine einnehmen und
3. Über die ausgestellten und die eingenommenen Scheine ein genaues, übersichtliches Verzeichnis führen (Viehverkehrskontrolle);
4. Die Anzeichen (Symptome) der gesetzlich zu bekämpfenden Tierkrankheiten kennen.

Die Ursprungs- oder Gesundheitsscheine, sowie die zu denselben gehörigen sogenannten Talons sollen vom Viehinspektor eigenhändig ausgefüllt und unterschrieben werden. Ist der Viehinspektor abwesend oder sonst verhindert, so muß sein Stellvertreter die Scheine ausstellen.

Es gibt drei Arten von Gesundheits- und Ursprungsscheinen, nämlich

1. Das Formular A (Form. A) auf weißem Papier. Dieser Schein darf nur für ein einzelnes Tier des Pferde- oder Rindviehgeschlechts, somit auch nur für ein Kalb verwendet werden.

2. Das Formular B (Form. B) ebenfalls auf weißem Papier. Dieses Formular wird für die Schafe, die Ziegen und die Schweine verwendet. Es darf ein einziger Schein für mehrere Tiere ausgestellt werden. Diese Tiere dürfen aber nur einer der genannten Gattungen und nur einem Eigentümer angehören.

3. Das Formular C (Form. C) auf blauem Papier. Die Scheine nach Form. C sind gültig für einzelne Tiere oder für eine ganze Herde aus verschiedenen Tiergattungen — Pferde, Rindvieh, Schafe, Ziegen und Schweine —, sofern alle Tiere einem einzigen Eigentümer gehören und an den gleichen Ort geführt werden.

Die Formulare B und C nennt man auch Kollektiv-Gesundheitsscheine.

Jedesmal, wenn ein Pferd, ein Stück Rindvieh, Schafe, Ziegen oder Schweine außer dem Viehinspektionskreise verkauft, vertauscht oder verschenkt, dem Eisenbahn- oder Schiffstransport übergeben, auf den Markt oder an eine Ausstellung geführt werden, so sind Gesundheitsscheine erforderlich, und zwar für Pferde und Rindvieh nach Form. A., für Schafe, Ziegen und Schweine nach Form. B. Handelt es sich aber um eine bloße Ortsveränderung der Haustiere ohne Wechsel des Besitzers, das heißt, ohne Handänderung, z. B. für die Sömmerung auf Alpen und für die Winterung in andern Inspektionskreisen, so wird das blaue Form. C benützt. Keine Ursprungs- oder Gesundheitsscheine sind auszustellen für die zur Armee gehörenden und für die auf Eisenbahnen und Schiffe zu verladenden Pferde und Maultiere. Für Tiere, welche sich nur vorübergehend in seinem Inspektionskreis aufhalten, darf der Viehinspektor nur in besonderen Fällen Gesundheitsscheine ausstellen.

Wenn ausländisches Vieh in einen Inspektionskreis eingeführt und nachher wieder aus demselben ausgeführt wird, so muß der Viehinspektor auf den Gesundheitsscheinen, die für solche Tiere ausgestellt werden, angeben, über welche Zollstätte diese eingeführt worden sind und welche Nummer die Passierscheine hatten, die der Grenztierarzt für die gleichen Tiere ausstellte. Für Rindvieh, das 42 Tage und für Schafe, Ziegen und Schweine, die 10 Tage im Inlande waren, sind diese Angaben nicht mehr nötig.

Der Viehinspektor hat das Recht, von dem Viehbesitzer, der einen Gesundheitsschein für ein oder mehrere seiner Tiere wünscht, zu verlangen, daß er den Talon des Gesundheitsscheines, der ihm übergeben wird, unterzeichne und damit bezeuge, daß sein Viehstand frei von ansteckenden Krankheiten ist und mit kranken oder einer Krankheit verdächtigen Tieren nicht in Berührung war. Wenn der Viehinspektor Verdacht hat, daß das Vieh in seinem Inspektionskreis von einer Krankheit angesteckt sei, so wird ihm angeraten, von seiner Oberbehörde die Ermächtigung zu verlangen, keinen Gesundheitsschein für das betreffende Vieh ausstellen zu müssen, bis dasselbe auf Kosten des Eigentümers tierärztlich untersucht ist.

Sobald dem Viehinspektor der Ausbruch einer ansteckenden Krankheit unter Tieren seines Inspektionskreises bekannt wird, darf er keine Gesundheitsscheine für solche Tiere mehr ausstellen, die von der betreffenden Krankheit angesteckt werden könnten, bis er dazu wieder die Erlaubnis von seiner Oberbehörde erhalten hat.

Bevor der Viehinspektor einen Gesundheitsschein ausstellt, hat er sich zu überzeugen, ob die betreffenden Tiere wirklich mit Gesundheitsscheinen in seinen Inspektionskreis eingeführt oder in demselben geboren und aufgezogen worden sind. Sind sie eingeführt worden, so ersieht er das aus seiner Kontrolle. Der Verkäufer hat dann genau anzugeben, welches der früher eingeführten Tiere er veräußern will.

Die Eisenbahn- und Dampfschiff-Verwaltungen, die Markt- und Ausstellungspolizei, die Alpvorstände usw. sollen dafür sorgen, daß die meisten der transportierten und in den Handel gebrachten Tiere mit Gesundheits- oder Ursprungsscheinen versehen werden.

Dem Viehinspektor ist aufgegeben, darauf zu achten, daß ihm alle Gesundheits- und Passierscheine innerhalb der vorgeschriebenen Frist abgegeben werden.

Das Viehseuchengesetz vom 8. Februar 1872 will, daß jeder Viehinspektor über den Viehverkehr und damit auch über den Viehbestand jedes einzelnen Viehbesitzers seines Kreises stets genaue Auskunft geben könne. Tritt ein Seuchenfall auf, so soll der Viehinspektor sofort angeben können, woher die erkrankten Tiere kamen, ob solche, die mit jenen in Berührung gestanden sind, vielleicht weiter veräußert wurden und wohin. Die Behörde kann dann nicht nur sofort die vorgeschriebenen gesundheitspolizeilichen Maßregeln treffen, damit keine Weiterverschleppung der Seuche stattfindet, sondern auch auf dem schnellsten Wege Erhebungen über die Herkunft der Krankheit vornehmen, allfällig Gesetzesübertretungen bestrafen und die Schuldigen zum Schadenersatz anhalten.

Wenn der Viehinspektor einen Gesundheitsschein ausstellen soll, so soll er sich vergewissern, ob und wann das betreffende Tier in seinen Inspektionskreis eingeführt wurde und mit welchem Gesundheitsschein oder ob es im Kreis geboren und aufgezogen wurde. Zur Erleichterung dieser Aufgabe hat der Viehinspektor ein besonderes Buch „Die Viehverkehrskontrolle" zu führen.

IV. Bekämpfung der Viehseuchen.

A. Abwehrmaßregeln gegen die Einschleppung von Viehseuchen aus dem Ausland.

Durch das Bundesgesetz vom 1. Juli 1886, betr. eine Änderung des Bundesgesetzes vom 8. Februar 1872 über polizeiliche Maßregeln gegen Viehseuchen, ist die Untersuchung aller in die Schweiz zur Einfuhr gelangender Tiere des Pferde-, Rind-, Schaf-, Schweine- und Ziegengeschlechts an der Grenze durch einen patentierten Tierarzt vorgeschrieben. Zur Vornahme dieser Untersuchungen werden Einfuhrstationen und die erforderliche Zahl von Tierärzten bezeichnet.

Die Artikel 86 bis 100 der Vollzugsverordnung zu den Bundesgesetzen über polizeiliche Maßregeln gegen Viehseuchen enthalten Vorschriften über den Vollzug der Viehseuchenpolizei an der Grenze, über die Durchfuhr von Vieh und über den Grenzverkehr mit Vieh. Danach müssen die Tiere bei der Ankunft an der Zollstelle von einem Gesundheits- oder Ursprungsscheine begleitet sein, der längstens sechs Tage von diesem Zeitpunkt ausgestellt worden ist, und in dem bezeugt wird, daß die Tiere aus einer seuchenfreien Gegend kommen, in der seit mindestens 40 Tagen kein Seuchenfall unter der betreffenden Viehgattung vorgekommen ist.

Das schweizerische Landwirtschaftsdepartement veröffentlicht alljährlich eine „Zusammenstellung der viehseuchenpolizeilichen Beschränkungen, denen die zur Ein- und Durchfuhr bestimmten ausländischen Pferde- und Viehtransporte an der schweizerischen Grenze zu unterwerfen sind."

Gegenwärtig ist die Einfuhr von Tieren des Pferdegeschlechts jeder Herkunft besonderen Beschränkungen nicht unterstellt. Was die Einfuhr von Rindern anbetrifft, so ist diese im allgemeinen aus allen Ländern verboten. Die unmittelbare Einfuhr von Schlacht-Ochsen und -Stieren österreich-ungarischer Herkunft kann ohne besondere Bewilligung im einzelnen Falle nach bestimmten Schlachthöfen durch solche Personen geschehen, die vom schweizerischen Bundesrate die Ermächtigung zur Einfuhr erhalten haben. Die Einfuhr von Ochsen und Stieren aus Österreich-Ungarn nach anderen öffentlichen Schlachthäusern wird nur mit besonderer Bewilligung bedingungsweise gestattet. Aus Deutschland, Frankreich und Italien wird die Einfuhr von Ochsen in Eisenbahntransporten ohne Aus- und Zuladung nur mit besonderer Bewilligung bedingungsweise gestattet. Hinsichtlich der Einfuhr aus anderen Ländern werden die zu beobachtenden Bedingungen von Fall zu Fall festgesetzt. Die Einfuhr von Aufzuchtschweinen ist im allgemeinen verboten; diejenige von Zuchtebern und Zuchtsauen wird nur unter besonderen Bedingungen ausnahmsweise gestattet. Die Einfuhr von Schlachtschweinen (über 60 kg Lebendgewicht) aus Deutschland, Frankreich, Italien wird nur mit besonderer Bewilligung für Eisenbahntransporte, und zwar unter den für Ochsen und Stiere dieser Herkunft aufgestellten Bedingungen gestattet.

Aus Österreich-Ungarn kann die Einfuhr unter den für Rindvieh festgesetzten Bedingungen erfolgen. Die Einfuhr von Ziegen jeder Herkunft ist verboten. Aus Österreich-Ungarn können Schlachtschafe bedingungsweise eingeführt werden; die Einfuhr solcher Tiere aus Deutschland, Frankreich und Italien ist an die Erteilung einer besonderen Genehmigung gebunden. Aus Deutschland, Frankreich, Österreich-Ungarn und Italien dürfen Weideschafe nur mit besonderer Bewilligung und unter den in jedem einzelnen Falle festzusetzenden Bedingungen zur Einfuhr gelangen. Die Bedingungen zur Einfuhr von Schafen aus anderen als den genannten Ländern werden von Fall zu Fall festgesetzt. Die Durchfuhr von Tieren des Pferdegeschlechtes jeder Herkunft ist in plombierten Wagen ohne besondere Bewilligung unbeschränkt gestattet. Diejenige von Rindern, Schweinen, Schafen und Ziegen österreichischer Herkunft ist keiner Beschränkung unterworfen, sofern die Tiere mit amtlichen Bescheinigungen der individuellen Gesundheit und seuchenunbedenklichen Herkunft begleitet, an der Grenze frei von ansteckenden Krankheiten befunden wurden und für die Durchfuhr ohne Ausladung Garantien geboten sind. Aus allen anderen Ländern kann die Durchfuhr nur mit Bewilligung des schweizerischen Landwirtschaftsdepartements und unter den von ihm aufgestellten Bedingungen stattfinden.

Die Untersuchung der Einfuhrsendungen von Fleisch und Fleischwaren ist durch die Verordnung des Bundesrats vom 29. Januar 1909 im einzelnen geregelt (vergl. unter C).

B. Bekämpfung der Viehseuchen im Inland.

Die Grundlage der polizeilichen Bekämpfung der Viehseuchen in der Schweiz bilden das Bundesgesetz vom 8. Februar 1872 und die zu diesem Gesetze erlassene Vollzugsverordnung.

Nachstehend wird der wesentlichste Inhalt dieser Bestimmungen wiedergegeben.

Allgemeine Bestimmungen.

Der staatlichen Bekämpfung unterliegen: Rinderpest, Lungenseuche, Maul- und Klauenseuche, Rotz und Hautwurm, Wut, Milzbrand, Rauschbrand, Rotlauf der Schweine und Schweineseuche, Schaf- und Ziegenräude, Pocken.

Die Eigentümer von Haustieren sind verpflichtet, von dem Vorkommen einer anzeigepflichtigen Krankheit bei der Gemeindebehörde sogleich Meldung zu machen. Die nämliche Verpflichtung haben auch die Tierärzte, Fleischbeschauer und Viehinspektoren, sowie alle Polizeibediensteten, wenn sie von dem Vorhandensein einer solchen Krankheit Kenntnis erhalten. Die Gemeindehörde soll, nach eingeholtem tierärztlichem Befinden, vorläufig die zur Verhinderung der weiteren Verbreitung notwendigen Anstalten treffen und bei der Kantonsregierung Anzeige machen.

Beim Ausbruch einer der in vorgenanntem Bundesgesetze bezeichneten Seuchen in dem benachbarten Gebiete eines ausländischen Staates hat diejenige Kantonsregierung, welche davon auf irgend eine Weise Kenntnis erhält, dem Bundesrat davon Mitteilung zu machen, welcher nach Ausmittlung des Sachverhalts die betreffenden Grenzkantone hiervon in Kenntnis setzt und gleichzeitig, je nach der Natur der Seuche, deren Verbreitung und der zur Tilgung derselben getroffenen Maßregeln, die Vorkehrungen bestimmt, welche gemäß den Vorschriften dieses Gesetzes getroffen werden sollen. Die Kantone sind nicht befugt, diese Vorschriften zu verschärfen, zu mildern oder aufzuheben.

Wenn eine der genannten Seuchen im Innern des Kantons ausbricht, so sind von der betreffenden Regierung die in diesem Gesetze vorgesehenen Vorkehrungen sogleich zu treffen und ist der Bundesrat von dem Ausbruche der Seuche und von den dagegen angeordneten Maßregeln in Kenntnis zu setzen. Ohne Bewilligung des Bundesrats darf keine Erschwerung des Verkehrs zwischen den Kantonen stattfinden. Ausnahmsweise ist eine Kantonsregierung befugt, in Fällen, in welchen die Anordnung sofortiger Schutzmaßregeln durchaus geboten ist, den Verkehr mit Vieh gegen einen angrenzenden Kanton zu beschränken. In einem solchen Falle hat jedoch die betreffende Kantonsregierung dem Bundesrat von der getroffenen Maßregel sofort Kenntnis zu geben und dieser entscheidet, ob die Verfügung zu bestätigen oder aufzuheben sei.

Wenn beim Vorkommen einer Seuche die Bösartigkeit oder Kontagiosität strenge Polizeimaßregeln notwendig macht, um die Einschleppung oder Verbreitung zu verhüten oder die Seuche zu vertilgen, so sollen die betreffenden Behörden das Volk über die Gefahr und die notwendige Vorsicht zu belehren suchen, und ihm von dem jeweiligen Stand der Seuche Kenntnis geben (vergl. Art. 12—39 des Gesetzes).

Besondere Maßregeln zur Bekämpfung einzelner Seuchen.

I. Rinderpest.

Die Rinderpest ist zum letzten Male im Jahre 1871 in die Schweiz eingeschleppt worden, als die französische Ostarmee von den deutschen Truppen auf schweizerisches Gebiet gedrängt wurde. Bei diesem Anlasse brach die Rinderpest im Kanton Neuenburg am 19. Februar 1871 aus. Am 17. März des gleichen Jahres war die Seuche bereits wieder getilgt.

Nach dem Bundesgesetze vom 8. Februar 1872 und der zugehörigen Vollzugsverordnung vom 14. Oktober 1887 kann bei größerer Gefahr der Einschleppung der Rinderpest die Genehmigung der Einfuhr von Wiederkäuern an das Bestehen einer Quarantäne gebunden werden. Kranke und verdächtige Tiere sowie alle Wiederkäuer, die mit ihnen in Berührung gekommen sind, müssen unverzüglich getötet werden. Ferner ist eine Zählung aller Wiederkäuer, die sich in dem wegen Rinderpest gesperrten Gebiete befinden, vorzunehmen, damit kein Stück der Sperre entzogen wird. Diese Zählung wird alle 7 Tage wiederholt und der Gesundheitszustand eines jeden Tieres hierbei durch einen Tierarzt kontrolliert. Die Straßen, Wege und Fuhrwege, die durch die wegen Rinderpest gesperrten Gegenden führen, sind für alle Tiere, ausgenommen diejenigen des Pferdegeschlechts, verboten. Es sind des weiteren Wachen aufzustellen, um die Ausfuhr von Futter, Wolle, Haaren, frischen Häuten und allen denjenigen Gegenständen aus der infizierten Zone zu verhindern, die den Ansteckungsstoff der Rinderpest aufzunehmen vermögen. Die von kranken und der Krankheit oder der Ansteckung verdächtigen Tiere stammende Milch und Butter darf nur an Ort und Stelle verwandt werden; es ist verboten, sie anderswohin zu bringen, Es ist untersagt, die infizierten Ställe zu betreten und die zu ihnen führenden Straßen, Wege und Fuhrwege zu benutzen.

2. Lungenseuche.

Zu Beginn des vorigen Jahrhunderts galt die Schweiz als ein Hauptherd der Lungenseuche. In den Jahren 1883—1889 wurden noch 178 mit dieser Krankheit behaftete Tiere getötet. Seit 1895 ist die Seuche in der Schweiz erloschen.

Wie bei der Rinderpest wird auch bei der Lungenseuche in der Schweiz sämtliches Vieh in einem verseuchten Stalle oder auf einer verseuchten Weide geschlachtet. „Dieser strengen Maßregel", heißt es in einer schweizerischen Belehrung über die Lungenseuche, „verdanken wir die geringen Verluste, welche die Seuche unserer Viehzucht verursacht, während in den Ländern, wo nur die erkrankten Tiere geschlachtet werden, die Seuche eine ganz enorme Ausbreitung gewinnt".

Die Maßnahmen zur Bekämpfung der Lungenseuche sind enthalten in Art. 24 des Bundesgesetzes vom 8. Februar 1872 und in Art. 44 bis 47 der mehrfach erwähnten Vollziehungsverordnung. Danach ist außer der vorerwähnten Keulung vorgeschrieben, daß die Ställe, in denen die Seuche geherrscht hat, 4—12 Wochen zu sperren und ansteckungsverdächtige Tiere 12 Wochen unter sanitätspolizeiliche Kontrolle zu stellen sind. Ferner wird der Verkehr mit Rindvieh in der verseuchten Gegend Beschränkungen unterzogen. Gegen das Ausland soll sich die Strenge der Maßregeln insbesondere danach richten, ob dort in ähnlicher Weise verfahren wird.

3. Maul- und Klauenseuche.

Nach den Vorschriften des Bundesgesetzes vom 8. Februar 1872 ist jede Person, die im Besitze von Tieren betroffen wird, welche an Maul- und Klauenseuche leiden, ohne daß hiervon den Behörden Kenntnis gegeben wurde, mit einer Buße von 10 bis 500 Fr. zu bestrafen.

Beim Vorkommen der Seuche ist über die infizierten Ställe oder Weiden Bann zu verhängen, der erst zwei bis drei Wochen nach dem Erlöschen der Krankheit und nach sorgfältiger Entseuchung der betreffenden Tiere, Stallungen und Gerätschaften aufgehoben werden darf.

Den Kantonen bleibt es vorbehalten, die Verkehrsbeschränkungen auch auf Ställe und Weiden auszudehnen, die sich in unmittelbarer Nähe der infizierten Örtlichkeiten befinden, oder Tiere enthalten, die mit den erkrankten in Berührung gekommen sind.

Beim Erscheinen dieser Krankheit in den angrenzenden Staaten dürfen Rindvieh, Schafe, Ziegen und Schweine aus denselben auf den dafür bestimmten Straßen nur dann eingeführt werden, wenn für sie Gesundheitsscheine vorgewiesen werden, die vom gleichen oder demjenigen Tage datiert sind, der an dem Tage der Einführung zunächst vorangegangen ist. Überdies muß der Gesundheitszustand durch eine tierärztliche Untersuchung an der Eingangsstation nachgewiesen sein. Herrscht die Maul- und Klauenseuche in dem angrenzenden Lande in größerer Verbreitung oder nahe an der Grenze, so kann die Einfuhr von Vieh, insbesondere von Schafen, Ziegen und Schweinen, an die Bedingung einer achttägigen Quarantäne an der Grenze geknüpft werden.

Zur Ausführung dieser Bestimmungen ist durch die Vollzugverordnung vom 14. Oktober 1887 im wesentlichen folgendes angeordnet worden.

Wenn in einem Inspektionskreise ein oder mehrere Fälle von Maul- und Klauenseuche vorgekommen sind, dürfen in dem betreffenden Kreise keine Gesundheitsscheine ausgestellt werden, auch nicht für das Vieh der nicht verseuchten Ställe, bevor der Viehinspektor unter seiner eigenen Verantwortlichkeit sich persönlich von dem Gesundheitszustande des Tieres, für welches ein Schein verlangt wird, sowie vom Gesundheitszustande des ganzen Viehstandes, welchem das Tier angehört, überzeugt hat, wofern nicht der Gesundheitszustand durch eine tierärztliche Bescheinigung nachgewiesen ist.

Vieh, das an Maul- und Klauenseuche erkrankt ist oder dieser Krankheit oder deren Ansteckung verdächtig erscheint, ist abzusondern, und es sind die betreffenden Ställe, Einfriedigungen und Weiden mit Sperre (Bann) zu belegen. Diese Maßnahmen dürfen nur in Gemäßheit der Vorschriften des Art. 27 des Gesetzes vom 8. Februar 1872 aufgehoben werden. Die kantonale Sanitätsbehörde bestimmt außerdem eine genügend große Sicherheitszone. Wenn die Seuche einen gefahrdrohenden Charakter annimmt, ist über alle Tiere des Rindvieh-, Schaf-, Ziegen- und Schweinegeschlechts einer Gegend Sperre zu verhängen. Im Falle an dieser Maßregel ein oder mehrere Kantone beteiligt sind, setzen die betreffenden Sanitätsbehörden, jede auf ihrem Gebiete, den Umkreis fest, innerhalb dessen über Höfe und Ortschaften Sperre oder Bann verhängt werden soll.

Nachdem diese Maßnahmen (Art. 49) vollziehbar erklärt worden, sind nachstehende Vorschriften zu beachten: Ohne eine Sonderbewilligung der kantonalen Sanitätsbehörde dürfen Tiere irgendwelcher Art weder in den betreffenden Stall oder auf die Weide geführt, noch aus diesen Örtlichkeiten fortgeschafft werden. Diese Bewilligung hat sich auf den Bericht eines Tierarztes zu stützen. Die Tiere des Pferdegeschlechts allein dürfen zur Arbeit verwendet werden, sofern sie in einem Stallraum aufgestellt sind, der von dem verseuchten abgetrennt ist. Die mit der Überwachung und mit der Pflege des Viehs betraute Person darf einzig den Stall betreten; dagegen ist ihr untersagt, sich Tieren zu nähern, welche von der Maul- und Klauenseuche befallen werden können; sie soll jede direkte oder indirekte Berührung mit denselben vermeiden. Diese Vorschriften gelten nicht für den zur Behandlung der Tiere herbeigezogenen Tierarzt; dieser hat sich beim Verlassen des Stalles zu desinfizieren. Die Milch der abgesperrten Kühe darf nur von solchen Personen, welche den Stall nicht betreten haben und welche mit den infizierten Tieren in keinerlei Berührung gekommen sind, in die Käserei oder zu Privaten gebracht werden. Es ist angezeigt, die Milch vor dem Verbrauche bis zum Sieden zu erhitzen. Es ist verboten, aus den infizierten Lokalen Gegenstände oder Stoffe zu entfernen, welche, wie Stroh, Futtermittel, Decken, Geschirr, Bürsten etc., den Ansteckungsstoff an sich tragen können. Mist, Streu und flüssige Auswurfstoffe aus Stallungen, über welche Sperre verhängt ist, sind beim Herausschaffen aus dem Stalle zu desinfizieren. Das Wegführen solcher Stoffe ist erst 14 Tage nach der Aufhebung der über die Tiere verhängten Sperre zu gestatten.

Infolge zwingender Umstände können kranke und der Krankheit oder Ansteckung verdächtige Tiere nach vorausgegangener spezieller Desinfektion ausnahmsweise disloziert und nach anderen Ortschaften und Gemeinden übergeführt werden. In diesem Falle sind die einzuschlagenden Wege zum Voraus durch die kantonale Sanitätsbehörde zu bezeichnen, welche ebenfalls die Zeit der Überführung und die Orte bestimmt, an welchem (zum Zwecke der Fütterung, des Tränkens etc.) Halt gemacht werden wird. Die Polizei hat den Transport der kranken und der der Krankheit oder Ansteckung verdächtigen Tiere fortwährend zu überwachen. Die von den Tieren begangenen Straßen sind vorübergehend für gesunde, für die Maul- und Klauenseuche empfängliche Tiere zu sperren. Die Wege sollen, nachdem die Exkremente der transportierten Tiere aufgenommen worden sind, soviel wie möglich desinfiziert werden.

Die wegen Maul- und Klauenseuche abgesperrten und für die Schlachtbank bestimmten Tiere dürfen nur in den Ortschaften, in denen sie sich befinden, geschlachtet werden. Der beim Hinführen zur Schlachtbank einzuschlagende Weg ist durch einen Tierarzt vorzuschreiben, der das Überführen unter Mithülfe der Polizei überwacht. Die Füße der Tiere sind sorgfältig mit einer desinfizierenden Flüssigkeit zu waschen und mit Tüchern zu umwickeln; aus Maul- und Nasenlöchern fließende Stoffe werden in einem Sacke aufgefangen, der vor diesen Öffnungen angebracht wird. Die Exkremente sind aufzunehmen und die beschmutzten Stellen zu desinfizieren. Die gleichen Vorschriften gelten für die Tiere des Schaf-, Schweine- und Ziegengeschlechts; zudem sind diese Tiere auf Wagen zur Schlachtbank zu führen. Es ist verboten, dieselben aus der Ortschaft, in welcher sie abgesperrt sind, weg und in eine andere Ortschaft zu führen. Häute, Klauen und Wolle müssen desinfiziert werden, bevor sie aus dem Schlachtlokal entfernt werden dürfen.

Nach Art. 8 der Instruktion, betr. das beim Auftreten kontagiöser und infektiöser Tierkrankheiten zu beobachtende Desinfektionsverfahren und die anzuwendenden Desinfektionsmittel, vom 1. August 1889 ist zur Desinfektion nach dem Ausbruch der Maul- und Klauenseuche eine 2%ige Zinkvitriollösung, eine 3%ige Karbolsäurelösung oder eine 5%ige Eisen- oder Kupfervitriollösung zu verwenden. Heiße Lauge sowie Chlorkalk können ebenfalls benutzt werden.

Unter dem 14. März 1900 ist eine „interkantonale Vereinbarung, betr. einheitliche Durchführung der Vorschriften zur Bekämpfung der Maul- und Klauenseuche", getroffen worden. Die Kantone Aargau, Baselland, Luzern und Zürich, unter Vorbehalt des Beitrittes weiterer Kantone, haben sich auf Maßnahmen geeinigt, von denen die folgenden erwähnt seien.

Der „Stallbann" hat sich auf die verseuchten und die der Ansteckung verdächtigen Ställe zu erstrecken (Infektionszone). Im übrigen sind die in der Nähe des verseuchten Gehöftes liegenden Ställe mit Bann zu belegen (Schutzzone). Bei größerer Ausdehnung der Seuche soll Ortsbann verhängt werden. Je nach dem Umfange und der Natur des Seuchenherdes dürfen in einer Entfernung von 5—10 km, ohne Rücksicht auf die Kantonsgrenzen, keine Viehmärkte und Viehausstellungen abgehalten werden. Pferde von Besitzern, deren Vieh verseucht ist, dürfen zu landwirtschaftlichen Arbeiten innerhalb der Schutzzone verwendet werden, wenn sie in besondern vollständig abgeschlossenen Räumen sich befinden und von besondern Wärtern besorgt werden.

Pferde aus verseuchten Ställen können disloziert werden, wenn sie und ihre Wärter, die Wärterkleider und Pferdegeschirre sorgfältig unter tierärztlicher oder polizeilicher Aufsicht desinfiziert werden. Sie unterliegen jedoch nach der Desinfektion einem Stallbann von 10—15 Tagen. Pferde, die verseuchte Gegenden passiert haben, dürfen nicht in Rindviehstallungen untergebracht werden und sind bei vorhandener besonderer Gefahr zu desinfizieren. Die Abfuhr von Schlachtvieh aus der Schutzzone ist nur nach tierärztlicher Untersuchung und unter polizeilicher Aufsicht gestattet. Die Dislokation von Nutzvieh ist innerhalb der Schutzzone nach vorangegangener tierärztlicher Untersuchung mit Bewilligung der kantonalen Sanitätsbehörde gestattet. Durchseuchte Tiere dürfen erst zwei Monate nach der Schlußdesinfektion und nach nochmaliger gründlicher Desinfektion und Beschneiden der Klauen auf die Alpen getrieben werden.

Die mit dem verseuchten Vieh in Berührung kommenden Personen sind möglichst zu isolieren und dürfen ohne vorausgegangene Desinfektion mit andern Leuten nicht in Verkehr treten. Sämtlichen Bewohnern eines Seuchengehöftes ist bis nach der Schlußdesinfektion das Betreten anderer Stallungen und der Besuch von Viehmärkten und Viehausstellungen untersagt. Derselben Beschränkung unterliegen die sämtlichen Bewohner eines ansteckungsverdächtigen Gehöftes bis nach Aufhebung des Stallbannes. Bei Seuchenausbrüchen in Käserei-Schweinestallungen oder in unmittelbarer Nähe der Käserei hat die Abnahme der Milch in besondern, vom Käsereilokal entfernt liegenden Räumlichkeiten durch Personen, die nicht im Seuchenstall verkehren, zu erfolgen. Bei größerer Ausbreitung der Seuche im Bereiche einer Käsereigesellschaft kann überdies der Betrieb der Käserei zeitweilig eingestellt werden.

b) Hunde mit Halsband, welche ohne ihre Eigentümer in einer Entfernung von wenigstens fünf Kilometern vom Wohnort dieser letzteren herumstreifen.

Die Gesundheitspolizeiorgane und die Polizeiangestellten sind zu ermächtigen, herrenlose oder verdächtige Hunde, welche nicht aufgefangen werden können, zu töten.

Die Kantone haben den benachbarten Kantonen auf telegraphischem Wege von den Wutfällen Kenntnis zu geben, welche auf ihrem Gebiete in weniger als 10 Kilometer von der Grenze entfernt liegenden Ortschaften konstatiert werden.

Wutkranke Tiere sind sofort zu töten und zu verscharren.

Hunde und Katzen, welche von einem wutkranken Tiere gebissen worden sind, oder sich mit einem solchen herumgebalgt haben, sind unverzüglich zu töten; Tiere anderer Gattungen sind während mindestens 3 Monaten abzusperren. Pferde, Esel und Maultiere, welche hiervon betroffen sind, können, sofern sie in zweckmäßiger Weise mit Maulkörben versehen werden, zur Arbeit verwendet werden. Die Ochsen dürfen ebenfalls hierzu benutzt werden.

In den Gemeinden, welche von einem wutkranken Tiere durchlaufen wurden, ist über alle Hunde während 3 Monaten der Hundebann zu verhängen. Dieser Bann wird ebenfalls auf die Hunde der angrenzenden, innerhalb eines Umkreises von zirka 5 Kilometern von den erstgenannten Gemeinden aus gelegenen Ortschaften ausgedehnt.

Unter Hundebann ist zu verstehen, daß die Hunde an einem sicheren Ort eingeschlossen werden, so daß denselben ein Freiwerden oder Entweichen nicht möglich ist, oder daß dieselben mit einem metallenen Maulkorb versehen werden.

Der Maulkorb soll so beschaffen sein, daß dem ihn tragenden Tiere das Beißen vollständig unmöglich ist.

Der Besitzer eines unter Bann befindlichen Hundes darf sich desselben nur zum Zwecke der Tötung des Tieres entledigen.

Tritt die Wut bei Katzen und Füchsen seuchenartig auf, so haben die kantonalen Behörden sofort die Artikel 34 und 35 des Gesetzes in Anwendung zu bringen.

6. Milzbrand.

Der Milzbrand herrschte in den letzten Jahren in der Schweiz in wechselndem Umfange. Im Jahre 1911 waren von der Seuche getroffen 220 Gemeinden, 1910 188, 1909 180, 1908 160 Gemeinden. In den beiden vorhergehenden Jahren war die Verbreitung bedeutender (1907 285 Gemeinden, 1905 193 Gemeinden); in den beiden weiter zurückliegenden Jahren ist die Seuche nur in 193 Gemeinden festgestellt worden, im Jahre 1903 waren hingegen 237 Gemeinden betroffen. In der vom Schweizerischen Landwirtschaftsdepartement herausgegebenen „Landwirtschaftlichen Gesetzgebung des Bundes" (Jahrg. 1907) heißt es, daß sich die Schutzimpfungen gegen Milzbrand sehr gut bewährt haben.

Die Vornahme von Schutzimpfungen ist nur mit Genehmigung der kantonalen Sanitätsbehörde durch eigens hierzu ermächtigte Tierärzte gestattet. Wenn ein Tier an Milzbrand umsteht, so sind alle im gleichen Stalle oder auf der gleichen Weide befindlichen Tiere während 15 Tage abzusperren. Ein als vom Milzbrand infiziert erkanntes Grundstück soll, wenn möglich, während 3 Jahre weder zum Futterbau noch zur Weide benutzt werden (Art. 60 der Vollziehungsverordnung vom 14. Oktober 1887).

7. Rauschbrand.

Der Rauschbrand ist seit einer Reihe von Jahren in der Schweiz in ziemlich gleichmäßiger Verbreitung aufgetreten. Die Zahl der verseuchten Gemeinden betrug 1911 247, 1910 262, 1909 254.

Die Veterinärgesetzgebung des Bundes enthält nur eine einzige Vorschrift über die Bekämpfung des Rauschbrandes (Art. 61 der Vollzugsverordnung). Sie betrifft die Vornahme der Schutzimpfung, die einer Bewilligung seitens der kantonalen Behörde bedarf und nur von Tierärzten ausgeführt werden soll; die geimpften Tiere dürfen während 15 Tage, von der letzten Impfung an gerechnet, nicht veräußert werden.

Über die Rauschbrand-Schutzimpfungen in der Schweiz hat Dr. Balavoine[1]) in Lugano eingehende Mitteilungen veröffentlicht, aus denen folgende Einzelheiten angeführt werden sollen.

Impfungen im Kanton Bern. Die Zahl der Jungrinder in dem Alter, in dem die Schutzimpfung üblich ist, beträgt hunderttausend Stück, von denen der allergrößte Teil zum schweizerischen Fleckvieh, ein kleiner Bruchteil zum Braunvieh gehört. Das Gebiet des Kantons zerfällt in sehr gefährliche Striche und in solche, in denen die Krankheit so gut wie ganz fehlt. Aus diesem Grunde wird etwa ein Drittel der genannten Tiere der Schutzimpfung unterzogen, vorzugsweise jene, die an erfahrungsgemäß gefährlichen Orten gesömmert werden. Als solche sind verhältnismäßig wilde Weiden mit Wassertümpeln und keinen Sümpfen, wie sie im Gebiet der Moränen und Bergstürze häufig sind, zu bezeichnen. Am 18. Dezember 1884 beschloß der „Große Rat des Kantons Bern" die Einführung der Schutzimpfung gegen den Rauschbrand. Vom 1. Mai 1885 an erhielten die durch den Rauschbrand geschädigten Viehbesitzer eine Unterstützung für den Fall, daß die zugrunde gegangenen Tiere im Verlaufe der letzten 14 Monate der Schutzimpfung unterworfen worden waren. Der „Direktion des Innern" wurde das Recht verliehen, nach dem Auftreten des ersten Falles der Krankheit auf einer Weide oder in einem Gehöfte von amtswegen an diesem Orte die Schutzimpfung der ganzen Herde durchführen zu lassen; die amtliche Unterstützung bei Rauschbrandtodesfällen wurde dabei auf diejenigen Jungrinder beschränkt, die mindestens sechs Monate alt waren. — Der Impfstoff wurde kostenfrei an die Impftierärzte abgegeben. Vom Jahre 1897 an wurde der Impfstoff nach dem Verfahren von Arloing, Cornevin und Thomas durch Professor Guillebeau in Bern hergestellt. Vor der Einführung der Schutzimpfung hatte man im Jahre 1884 bei 834 Rauschbrandfällen amtliche Unterstützung gewährt, die prophylaktische Impfung reduzierte diese Zahl im Jahre 1885 auf 209. An den Impfungen sind etwa 50 Tierärzte beteiligt. Die Zahl der Impfungen ist von

---

[1]) Die Schutzimpfung des Rindes gegen den Rauschbrand in der Schweiz und in einigen andern Ländern. Schweiz. Arch. f. Tierheilk. Bd. LI, Heft 3, 1909, S. 137.

15 137 im Jahre 1885 auf 27 520 im Jahre 1908 gestiegen. Die Gesamtverluste unmittelbar nach der Impfung und in den folgenden 14 Monaten stellten sich, auf Tausend Impflinge berechnet, in einem Jahre auf 3,6 bis 11,1; diese auffallend hohe Verlustzahl entfiel auf das Jahr 1896 und war auf die Verwendung eines mit Milzbrandkeimen verunreinigten Impfstoffes zurückzuführen. Im Durchschnitt betrug die Verlustziffer in 24 Jahren 5,4 %$_{00}$.

Im Kanton Freiburg ist die Vornahme der Rauschbrandimpfung in ähnlicher Weise geregelt wie im benachbarten Kantone Bern. Das Freiburger Gesetz vom Jahre 1888 über die Viehversicherung zählte den Rauschbrand zu den Tierseuchen, die bei Todesfällen einen Anspruch auf Entschädigung gewähren. Nach diesem Gesetze mußten die Tiere, die vor dem Alter von 12 Monaten geimpft worden waren, im folgenden Jahre noch einmal geimpft werden. Diese Bestimmung ist in das Gesetz vom 1. Dezember 1889 übergegangen. Es besteht im Kanton eine Viehversicherungskasse, deren Mittel die Unterstützungen für Rauschbrandverluste zu übernehmen imstande ist, wenn die Verluste durch die Schutzimpfungen in engen Grenzen beschränkt bleiben. Die Kasse liefert den Impfstoff kostenfrei, während der Besitzer die Gebühren für den Impftierarzt zu entrichten hat. Bei Todesfällen wird der Wert des Tieres vor der Erkrankung festgestellt und bei Impfrauschbrand dieser ganze Wert, bei späteren, infolge ungenügender Immunität eingetretenen Todesfällen werden vier Fünftel des geschätzten Wertes bezahlt. Im Kanton Freiburg wird mit Lyoner Impfstoff, der nach dem Verfahren von Arloing, Cornevin und Thomas hergestellt ist, geimpft. Die Zahl der Impfungen ist bis auf 12 480 im Jahre 1905 gestiegen. Die Gesamtverluste werden im Durchschnitt von 22 Jahren auf 6,1 Stück auf Tausend geimpfte Tiere angegeben. Im Jahre 1895 gingen von Tausend Impflingen 14,1 und im folgenden Jahre sogar 23,9 zugrunde. Die Mißerfolge im Jahre 1895 werden auf eine abnorm gesteigerte Empfindlichkeit der Tiere zurückgeführt, während an den ungünstigen Erfolgen im Jahre 1896 die vorübergehende Verwendung des verunreinigten Berner Impfstoffes Schuld sein soll.

Kanton Glarus. Auch in diesem Kantone gibt es sehr gefährliche Weiden, darunter eine, auf der zuweilen ein Drittel der Rinder dem Rauschbrand erliegen soll. Der Kanton Glarus liefert kostenfrei Lyoner Impfstoff und gewährt bei Verlusten durch Rauschbrand durch Vermittlung der Viehversicherungsvereine Entschädigung. Die Schutzimpfung ist hier niemals obligatorisch gewesen. Infolge der schlechten Ergebnisse, die anfangs der neunziger Jahre mit den Rauschbrandimpfungen erzielt wurden, unterließ der Kanton allmählich jede weitere amtliche Beteiligung an der Impfung, abgesehen von der kostenfreien Lieferung des Impfstoffes. Seit 1905 nimmt die Zahl der Impfungen wieder zu, und zwar auf Betreiben der Viehversicherungsvereine, die die Höhe der Rauschbrandentschädigungen zu mindern bestrebt sind. Im Jahre 1905 wurden 1497 Impfungen ausgeführt; die Verluste betrugen 1,4 bis 4,3 auf Tausend geimpfte Rinder, im Jahre 1895 jedoch 17,9 auf Tausend.

Kanton Graubünden. Wie alle Gebirgskantone, so ist auch im Kanton Graubünden der Rauschbrand stark verbreitet. Die Schutzimpfung wird auf folgender Grundlage ausgeführt:

Die Privattierärzte bestellen den benötigten Impfstoff beim Kantontierarzt, der hierauf Lyoner Impfstoff zum Selbstkostenpreise liefert. Die Impfgebühren übernimmt der Viehzüchter in Verbindung mit dem Viehversicherungsverein. Für Impfverluste zahlt der Staat Beiträge an die Versicherungsvereine. Die an Rauschbrand gefallenen Tiere werden zu vier Fünfteln ihres Wertes dem Besitzer entschädigt. Die Schutzimpfung hat die Rauschbrandtodesfälle um etwa zwei Drittel vermindert.

Kanton Waadt. Der „Große Rat" des Kantons Waadt hat am 8. Mai 1888 eine freie Viehversicherungsgesellschaft zur Entschädigung bei Todesfällen durch Rauschbrand gegründet. Als im Jahre 1892 eine allgemeine staatliche Vieh- und Pferdeversicherung ins Leben gerufen wurde, ging die freie Gesellschaft ein. Mit Rücksicht auf die ungünstigen Ergebnisse der Rauschbrandimpfungen in den Jahren 1898 und 1899 hat der Regierungsrat die Ermächtigung zur Anordnung der Rauschbrandschutzimpfung aufgehoben. Bei Verlusten durch Rauschbrand wird dem Viehbesitzer der Gesamtbetrag der geschätzten Summe entschädigt.

8. Rotlauf der Schweine und Schweineseuche.

Die Zahl der mit diesen Seuchen behafteten und dieser Krankheit verdächtigen Tiere schwankte vom Jahre 1900 bis zum Jahre 1911 zwischen 3841 und 14 516, die Zahl der wegen Rotlaufs und Schweineseuche gefallenen und getöteten Tiere zwischen 1059 und 3465.

Nach Art. 62 der Vollziehungsverordnung vom 14. Oktober 1887 sind im Falle des Auftretens einer dieser Seuchen folgende Maßnahmen zu treffen:

Alle in dem betreffenden Schweinestall befindlichen Tiere sind abzusperren; die gesunden Stücke sind abzusondern; der Verkauf zur Schlachtbank ist nur für diese gestattet; die Fuhrwerke, mit welchen diese Tiere befördert werden, sind zu desinfizieren; die gesundheitspolizeilichen Maßnahmen können nach Verlauf eines Monats nach der Konstatierung der Heilung oder nach dem Auftreten des letzten Falles aufgehoben werden; die kantonalen Sanitätsbehörden können, sofern sie es zweckmäßig erachten, Tierärzte zur Vornahme von Schutzimpfungen ermächtigen. Die geimpften Tiere sind während 30 Tagen, vom Tage der ersten Impfung oder des letzten Todesfalles an gerechnet, abzusperren.

9. Schaf- und Ziegenräude.

Die Art der Schafhaltung in der Schweiz — große Sammelherden werden wenig gehalten — bringt es mit sich, daß die Räude unter den Schafen nicht stark verbreitet ist. Die Zahl der mit dieser Seuche behafteten und ihr verdächtigen Schafe schwankte in den Jahren 1886 bis 1911 zwischen 9 und 961.

Räudige Schafe und Ziegen und die Herden, denen sie angehören, sind nach den einschlägigen Bundesbestimmungen abzusperren. Die Heilung einer Herde ist durch einen Tierarzt zu konstatieren. Gestützt auf dessen Gutachten kann die zuständige kantonale Behörde die vorgeschriebenen einschränkenden Maßnahmen aufheben (Art. 63 der Vollziehungsverordnung vom 14. Oktober 1887).

10. Pockenseuche der Schafe.

Zu ihrer Bekämpfung sind hauptsächlich folgende Maßnahmen vorgesehen (Art. 64—66 der Vollzugsverordnung):

Die Ställe, Einfriedigungen und Futterplätze, in oder auf denen kranke und der Krankheit oder der Ansteckung verdächtige Tiere sich vorfinden, sind abzusondern und abzusperren. Die abgesperrten Tiere sind zu zählen und gegebenenfalls zu markieren. Über den Ställen und bei den Zugängen zu den Weiden sind Zettel anzubringen, auf denen den Eigentümern von Schafen und Ziegen von dem Auftreten der Pocken in der Ortschaft Mitteilung gemacht wird. Diese Mitteilung ist auch den benachbarten Gemeinden zu machen. Dreißig Tage nach der Heilung des letzten Krankheitsfalles kann die Sperre und die Absonderung aufgehoben werden. Der Verkauf zur Schlachtbank kann gestattet werden, wenn die abgesperrten Tiere in einem Wagen dorthin geführt und sofort geschlachtet werden. Die Impfung der ansteckungsverdächtigen Tiere darf von Tierärzten nur auf spezielle Bewilligung des schweizerischen Landwirtschaftsdepartements hin erfolgen.

C. Staatliche Entschädigung bei Viehverlusten durch Seuchen.

Hinsichtlich des Zwanges, Tiere zu töten, und der bei zwangsweiser Tötung von Tieren zufallenden Entschädigungen enthält das Bundesgesetz über polizeiliche Maßregeln gegen Viehseuchen vom 8. Februar 1872 folgende Bestimmungen:

Wird zur Bekämpfung einer Seuche das Töten von Tieren, die Zerstörung oder das Vergraben von Futter, Stroh, Dünger, Gerätschaften, von Gebäudeteilen oder anderem Eigentum polizeilich angeordnet, so haben die Besitzer Anspruch auf einen angemessenen Beitrag an dem Schaden, welcher ihnen dadurch nachweisbar zugefügt wird. Für beseitigte Hunde und Katzen (Art. 32 und 34) besteht jedoch keine Entschädigungspflicht.

Diese Entschädigungen sind von den betreffenden Kantonen zu leisten.

Die Bundeskasse ersetzt den Kantonen ihre diesfälligen Opfer zur Hälfte, wenn dieselben aus Maßregeln gegen die Rinderpest herrühren und die Entschädigungen nach folgenden Grundsätzen geleistet wurden:

a) Gesunde Tiere, deren Beseitigung polizeilich angeordnet wird, sind nach ihrem vollen Wert zu vergüten;

b) vom Schaden für die durch Anordnung der Behörden beseitigten kranken Tiere, Futterstoffe, Stroh, Dünger, Gerätschaften und von den Kosten der notwendigen Desinfektion der Stallungen werden $^3/_4$ vergütet.

Den Kantonen bleibt es jedoch überlassen, den vollen Betrag zu vergüten.

Für kranke Tiere, welche fielen oder getötet wurden, bevor der zuständigen Behörde von der Erkrankung Anzeige gemacht wurde, ist keine Vergütung zu leisten.

Ausgenommen sind diejenigen Fälle, in welchen der betreffende Vieheigentümer den Nachweis leistet, daß es ihm infolge der Umstände unmöglich war, vor dem Umstehen des kranken Tieres den Behörden die vorgeschriebene Anzeige zu machen.

An den Schäden, welche Maßregeln gegen die Lungenseuche bedingen, leistet der Bund einen Beitrag an die Kantone, wenn von denselben durch größere Ausbreitung der Seuche oder besondere außerordentliche Verhältnisse unverhältnis große Opfer gefordert werden.

Wenn ein Kanton die in diesem Gesetze vorgeschriebenen oder vom Bunde überdies angeordneten Maßregeln nicht durchführt, so kann ihm der Bundesbeitrag ganz oder teilweise entzogen werden.

Beim Ausbruch der Rinderpest müssen die kranken und die verdächtigen Tiere und alle Wiederkäuer, die mit solchen Tieren in Berührung gekommen sind, unverzüglich getötet werden (Vollziehungsverordnung vom 14. Oktober 1887, Art. 23, Nr. 3).

Beim Auftreten der Lungenseuche sind die erkrankten oder die im gleichen Stalle oder auf derselben Weide befindlichen Tiere zu töten (Art. 24).

Ferner müssen an Rotz leidende Pferde getötet werden (Art. 30).

Die gleiche Vorschrift besteht hinsichtlich wutkranker Tiere (Vollziehungsverordnung vom 14. Oktober 1887, Art. 43, 44, 53, 58).

Einzelne Kantone gehen mit der Entschädigung für Viehverluste durch Seuchen über das durch das Bundesgesetz verlangte Maß hinaus. Der Kanton Zürich z. B. leistet nach § 32 des Viehversicherungsgesetzes[1]) und nach dem Regulativ, betreffend das Verfahren zur Ausmittelung der Entschädigungen bei Viehverlust durch Seuchen, eine staatliche Enschädigung bei Rinderpest, Lungenseuche, Rotz- und Hautwurm, Milzbrand und Rauschbrand; ferner werden bei Notschlachtungen, die auf Maul- und Klauenseuche zurückzuführen sind, Entschädigungen von den Viehversicherungskassen geleistet. Die Kantone erhalten zu diesen Mehrleistungen bei den Entschädigungen keine Bundesbeiträge.

In einer Eingabe der „Gesellschaft schweizerischer Tierärzte" an das Landwirtschaftsdepartement vom 17. Oktober 1909[2]) ist der Ansicht Ausdruck verliehen worden, daß die Viehseuchenkassen im Verhältnis zum Vorkommen der Seuchen nur geringes leisten. Sie könnten aber nicht mehr tun, weil sie durchweg zu gering dotiert seien; zudem besäßen einzelne Kantone gar keine eigentlichen Viehseuchenkassen und gewährten nur aus ihrer allgemeinen Kasse für gewissen Seuchen eine Entschädigung.

D. Nachrichten bei Seuchenausbrüchen und Viehseuchenstatistik.

Seuchenfälle werden nach Art. 7 — 9, 28 — 29, 31, 33, 34 und 35 der Vollziehungsverordnung in der Regel zuerst dem Bezirkstierarzte, von diesem der kantonalen Aufsichtsbehörde und von letzterer sodann wöchentlich, jeweils Samstag abends, dem Schweizerischen Landwirtschaftsdepartement gemeldet. Der beamtete Tierarzt stellt die Seuche fest, trifft alle erforderlichen, durch die Bundesgesetzgebung vorgeschriebenen Sicherheitsmaßnahmen und hat an die kantonale Aufsichtsbehörde über seine Feststellungen und die getroffenen Maßnahmen zu berichten.

Das Schweizerische Landwirtschaftsdepartement stellt die Seuchenmeldungen zusammen und veröffentlicht wöchentliche Ausweise über die Seuchenfälle in den

---
[1]) Veröffentl. des Kaiserl. Gesundheitsamtes 1895 S. 686.
[2]) Schweiz. Archiv f. Tierheilk. 1909 S. 415 ff.

„Mitteilungen des Schweizerischen Landwirtschaftsdepartements". Diese Berichte enthalten Angaben über die Zahl der mit Seuchen behafteten Tiere der verseuchten Gemeinden, Bezirke usw., hinsichtlich der Maul- und Klauenseuche auch der verdächtigen Tiere und der Neuausbrüche.

Am Ende des Jahres veröffentlicht das Schweizerische Landwirtschaftsdepartement in den genannten „Mitteilungen" eine Jahresübersicht über die vorgekommenen Tierseuchen, geordnet nach den einzelnen Kantonen und Monaten.

E. Desinfektion bei Tierseuchen.

Nach Art. 20, Al. 2 der Vollzugsverordnung vom 14. Oktober 1887 hat bei Rinderpest, Lungenseuche, Maul- und Klauenseuche, Rotz, Wut und Milzbrand die Desinfektion unter Aufsicht eines Tierarztes zu geschehen.

Im einzelnen ist das Desinfektionsverfahren durch Instruktion vom 1. August 1889 geregelt. Die einschlägigen Bestimmungen enthalten Anweisungen über das Desinfektionsverfahren beim Auftreten der Rinderpest, der Lungenseuche, der Maul- und Klauenseuche, des Rotzes, der Tollwut, des Milzbrandes, des Rauschbrandes, des Rotlaufs der Schweine und der Schweineseuche, der Schaf- und Ziegenräude und der Schafpocken; ferner enthalten sie Sonderbestimmungen über die Desinfektion von Eisenbahnwagen, jedoch sind diese letzteren Bestimmungen zum Teil durch die Vorschriften, betr. die Reinigung, Waschung und Desinfektion der zum Viehtransport verwendeten Eisenbahnwagen und Schiffe überholt (vergl. S. 18).

Als chemische Desinfektionsmittel sind zugelassen u. a. 5 %ige Eisenvitriollösung, 2—3 %ige Zinkvitriollösung, 10 %ige Kupfervitriollösung, 3—5 %ige Karbolsäurelösung, 1 %ige Sublimatlösung, 25 %iges Terpentinöl.

Zum Zwecke der Desinfektion bei Maul- und Klauenseuche ist nach Art. 8 der Instruktion vom 1. August 1889[1]) eine 2 %ige Zinkvitriollösung oder eine 3 %ige Karbolsäurelösung oder aber eine 5 %ige Eisen- oder Kupfervitriollösung zu verwenden. Heiße Lauge sowie Chlorkalk kann ebenfalls benützt werden. Die Ausführung der Desinfektion hat in folgender Weise zu geschehen:

Die im Stall befindlichen Mengen von Mist, Streu, Heu und Stroh werden an Ort und Stelle mit einer der vorerwähnten desinfizierenden Flüssigkeit benetzt und sodann entfernt. Die Krippen, Raufen, Wände, Fenster und Türen, Mauern und Zwischenmauern werden mit dem gleichen Desinfektionsmittel gewaschen. Der Boden ist zu reinigen, mit Wasser in reichlicher Menge sorgfältig zu waschen, mit Chlorkalk zu bestreuen oder mit einem der obengenannten flüssigen Desinfektionsmittel zu begießen. In gleicher Weise ist derjenige Teil des Marktes oder des Platzes zu behandeln, welcher durch den Krankheitsstoff verunreinigt worden ist.

Alle Gegenstände oder Geräte, welche durch kranke Tiere beschmutzt werden konnten (Ketten, Halfter, Stricke usw.) sind sorgfältig zu waschen und zu desinfizieren. Die Gliedmaßen, sowie die der Übertragung des Krankheitsstoffes zumeist ausgesetzten Körperteile der Tiere sind zu waschen und zu des-

---

[1]) Veröffentl. des Kaiserl. Gesundheitsamts 1890, S. 40.

infizieren. Die Kleider derjenigen Personen, welche mit den kranken Tieren in Berührung kamen, sind zu waschen; die Schuhe derselben sind zudem zu desinfizieren und einzufetten. Häute, Klauen und Wolle müssen, bevor sie aus dem Schlachtlokal entfernt werden dürfen, sorgfältig desinfiziert werden (2 %ige Zinkvitriollösung oder 1 %₀₀ige Quecksilbersublimatlösung. — Vollziehungsverordnung Art. 52, Al. 3).

Nach erfolgter Desinfektion sollen, wenn irgend möglich, Stallungen und andere Lokale, in denen sich kranke Tiere aufgehalten haben, durch fortwährende Lüftung ausgetrocknet werden. Darauf können sie wieder bezogen werden.

F. Abdeckereiwesen.

Nach Art. 38 der mehrfach erwähnten Vollzugsverordnung vom 14. Oktober 1887 ist jedes wegen einer ansteckenden Krankheit geschlachtete Tier, sofern das Fleisch nicht als tauglich zum Genusse für Menschen erklärt wurde, unschädlich zu beseitigen. Für Rinderpest, Lungenseuche, Rotz, Wut und Milzbrand ist die Anwesenheit des Tierarztes bei der Sektion und der Beseitigung des Tieres vorgeschrieben. Die von Blut und andern flüssigen Stoffen und Überresten des Tieres verunreinigte Erde ist wegzunehmen und mit dem Tiere zu beseitigen. Das Ganze ist mit einem geeigneten Desinfektionsmittel zu behandeln oder mit Petroleum zu tränken oder mit einer Lage Kalk zu versehen und sodann bis zu einer Höhe von mindestens 125 Zentimeter über dem Kadaver mit festzustampfender Erde zu bedecken. Es darf kein Kadaver und kein Teil eines solchen ohne die Bewilligung der kantonalen Sanitätsbehörde ausgegraben werden.

Die Kantone haben zum Zwecke der Abdeckung aller an ansteckenden Krankheiten umgestandenen Tiere, zur Verhütung von Unfällen, welche unerfahrenen Personen bei der Beseitigung infizierter Kadaver zustoßen können, sowie zur Vollziehung der Bestimmungen der vorliegenden Verordnung eine genügende Anzahl Personen zu bezeichnen, welche das Abhäuten und Einscharren der Tiere besorgen (Art. 81 der Vollziehungsverordnung).

V. Schlachtvieh- und Fleischbeschau.

A. Organisation im allgemeinen. Öffentliche Schlachthäuser.

Am 1. Juli 1909 ist die in Ausführung des Bundesgesetzes, betreffend den Verkehr mit Lebensmitteln und Gebrauchsgegenständen, vom 8. Dezember 1905 erlassene Fleischbeschau-Verordnung vom 29. Januar 1909 in Kraft getreten, welche die Fleischbeschau für die Schweiz einheitlich regelt[1]). Diese Verordnung enthält auch allgemeine Vorschriften über das Schlachten und die Schlachtstätten. Nach Art. 9 der Verordnung bleibt es den Kantonen vorbehalten, nähere Vorschriften über den Bau und die Einrichtung öffentlicher und privater Schlachtstätten zu erlassen.

Die Schweiz besitzt zurzeit in Zürich und Luzern größeren Verhältnissen entsprechende Schlachthofanlagen. Zweckmäßig eingerichtete mittelgroße und kleinere neuere Anlagen bestanden bis zum Jahre 1910 in St. Gallen, Lausanne, Genf, Herisau

---

[1]) Veröffentl. des Kaiserl. Gesundheitsamts 1909 S. 698.

und Langnau (Bern). Für die Stadt Bern ist nunmehr die Erstellung einer neuen Schlachthofanlage beschlossen. Die alte Schlachthausanlage in Basel befindet sich im Stadium der langsamen Modernisierung.

Die Schlachthausbenutzungs- und die Fleischbeschaugebühren dürfen den Gemeinden keine Reineinnahmen abwerfen.

Nach der Fleischbeschauverordnung vom 29. Januar 1909 ist in jeder Gemeinde eine ständige Fleischbeschau einzurichten, die, wenn möglich, einem Tierarzte zu übertragen ist. Wo kein Tierarzt gewonnen werden kann, darf die Fleischbeschau einem Nichttierarzte, der sich im Besitze des hierfür notwendigen Befähigungsausweises befindet, übertragen werden (Art. 3 der Verordnung vom 29. Januar 1909).

Das Schlachten der Tiere ohne Betäubung vor der Blutentziehung ist ausnahmslos verboten (Art. 6).

Die Fleischbeschau hat sich auf sämtliche gewerbsmäßige Schlachtungen zu erstrecken, während die Schlachtviehbeschau nur nach Möglichkeit vorzunehmen ist. Die Kantone sind befugt, für entlegene Berghotels und Kosthäuser bezüglich der Fleischbeschau besondere Bestimmungen zu erlassen. Ferner sind sie befugt, die Fleischbeschau auf alles zum Genusse bestimmte Fleisch auszudehnen (Art. 11).

Nach Beendigung der Fleischbeschau entscheidet der Beschauer, ob das Fleisch des untersuchten Tieres bankwürdig, d. h. ohne weiteres zur menschlichen Nahrung geeignet, bedingt bankwürdig oder zum Genusse untauglich ist. Für diese drei Fleischkategorien sind besondere Stempel vorgeschrieben (Art. 14).

Das Hausieren mit Fleisch oder Fleischwaren ist verboten. Es steht jedoch den Kantonen frei, diejenigen Ausnahmen zu gestatten, die durch die örtlichen Verhältnisse geboten sind (Art. 23).

Das bedingt bankwürdige Fleisch soll unter amtlicher Aufsicht der für notwenig erachteten Vorbehandlung (Kochen, Braten, Dämpfen usw.) unterworfen werden, bevor sein Verkauf oder seine Abgabe gestattet ist. Wo diese Vorbehandlung vor dem Verkauf nicht durchgeführt werden kann, muß dies dem Käufer mitgeteilt und dieser über die notwendige Behandlung oder Zubereitung des Fleisches unterrichtet werden. Der Verkauf des bedingt bankwürdigen Fleisches hat unter amtlicher Aufsicht und unter Deklaration in einem besonderen Raume (Freibank) zu erfolgen. Bei Notschlachtungen in landwirtschaftlichen Betrieben ist es gestattet, das bedingt bankwürdige Fleisch unter amtlicher Aufsicht und unter Deklaration auf dem betreffenden Gute feil zu halten.

Als zulässige Konservierungsmethoden für Fleischwaren gelten: Salzen, Räuchern, Trocknen, Kochen, Erhitzen, Dauerkühlung. Gestattet ist ferner der Zusatz von Zucker und von kleinen Mengen reinem Salpeter ohne Deklaration. **Die Verwendung aller andern Konservierungsmittel ist verboten.**

Die Ortsgesundheitsbehörden haben für eine regelmäßige Kontrolle des Verkehrs mit Fleisch (beschaupflichtiges Fleisch, Fleisch von Geflügel, Fischen, Wildbret, Krusten- und Weichtieren, Fröschen und Schildkröten) und mit Fleischwaren (Rauchfleisch, luftgetrocknetem Fleisch, Wurstwaren, Büchsenkonserven usw.) zu sorgen.

Die Aufsichtsorgane (Fleischschauer, Ortsexperten usw.) haben während der üblichen Geschäftsstunden, oder während die Räumlichkeiten dem Verkehre geöffnet sind, oder während in denselben gearbeitet wird, behufs Ausübung der Kontrolle freien Eintritt in alle Schlachtlokale und in alle öffentlichen und privaten Räumlichkeiten, wo Fleisch und Fleischwaren feilgehalten oder zum Zwecke des Verkaufs verarbeitet beziehungsweise hergestellt oder gelagert werden, sowie in die Gasthöfe, Restaurationen, Kostgebereien, Pensionen, Erziehungs-, Kranken-, Verpflegungs-, Straf- und ähnliche Anstalten. Fleischhackereien, Wurstereien und Fleischkonservenfabriken, sowie Geschäfte, welche Fleisch oder Fleischwaren aus andern Fleischschaukreisen oder aus dem Ausland beziehen, sind besonders häufig zu inspizieren.

Die Aufsichtsorgane kontrollieren die vorhandenen Vorräte von Fleisch und Fleischwaren bezüglich Beschaffenheit und Beimischungen und die Räumlichkeiten, mit Einschluß der gebrauchten Werkzeuge, Geräte und Maschinen, hinsichtlich Reinlichkeit, Instandhaltung und Betrieb.

Zum Zwecke der Ausbildung derjenigen Fleischschauer, die kein schweizerisches tierärztliches Diplom besitzen, werden von den Kantonen so oft als erforderlich Instruktionskurse (Fleischschaukurse) von mindestens einwöchiger Dauer veranstaltet. Der Unterricht in diesen Kursen, die an einem öffentlichen, größern, unter Leitung eines Tierarztes stehenden Schlachthaus stattfinden müssen, soll durch Tierärzte (Bezirkstierärzte oder Schlachthaustierärzte) erteilt werden. Da wo veterinär-medizinische Fakultäten bestehen, kann der Unterricht an diesen erteilt werden.

Das kantonale Fähigkeitszeugnis als Fleischschauer darf erst verabfolgt werden, wenn der Kandidat nach einem regelmäßig besuchten Fleischschaukurse sich durch eine in Gegenwart eines Vertreters der kantonalen Sanitätsbehörde abgelegte Prüfung über hinreichende Kenntnisse auf den in Artikel 6 der vorgenannten Verordnung näher bezeichneten Gebieten ausgewiesen hat.

B. Vollzug der Schlachtvieh- und Fleischbeschau bei Tieren, die im Inland geschlachtet werden.

Eingehende Vorschriften über den Vollzug der Schlachtvieh- und Fleischbeschau, insbesondere über die Aufgaben der Fleichbeschauer im allgemeinen, die Zuständigkeit der nicht als Tierarzt approbierten Beschauer, über die Hauptpunkte der Untersuchung und über die Beurteilung des Fleisches enthält die Instruktion für Fleischbeschauer vom 29. Januar 1909.

Nach Artikel 1 dieser Instruktion ist der Fleischbeschauer bei der Ausübung seiner Obliegenheiten Beamter der gerichtlichen Polizei. Er hat unter anderem auch dafür zu sorgen, daß beim Schlachten Tierquälereien vermieden werden, daß die zum Schlachten, zur Aufbewahrung und zur Zubereitung von Fleisch dienenden Räume hinsichtlich des baulichen Zustandes, der Reinigung und Lüftung den gesundheitlichen Anforderungen entsprechen, daß bei der Verarbeitung von Fleisch mit der erforderlichen Sauberkeit verfahren wird und daß überhaupt alle Vorschriften über das Schlachten, die Fleischbeschau und den Verkehr mit Fleisch und Fleischwaren pünktlich vollzogen werden. Am Schlusse eines jeden Jahres haben die Fleichbeschauer eine tabellarische Übersicht über die Beschauergebnisse der Ortsgesundheitsbehörde einzureichen.

Eine mikroskopische Untersuchung des Fleisches auf Trichinen ist nicht vorgeschrieben; sie kann jedoch „in Verdachtsfällen" vom Fleischbeschauer ausgeführt oder veranlaßt werden.

Weiterhin enthält die Instruktion Vorschriften über die Stempelung des Fleisches und über die Behandlung des bedingt tauglichen Fleisches vor der Inverkehrgabe.

Die Bestimmungen über den Vollzug der Schlachtvieh- und Fleischbeschau sind den einschlägigen deutschen Vorschriften (Ausführungsbestimmungen A zum Gesetze, betreffend die Schlachtvieh- und Fleischbeschau, vom 3. Juni 1900) im wesentlichen nachgebildet, so daß es sich für die Zwecke der vorliegenden Arbeit erübrigen dürfte, auf diese Bestimmungen im einzelnen einzugehen. Namentlich bestehen hinsichtlich der Beurteilung des Fleisches kranker Tiere erhebliche grundsätzliche Unterschiede zwischen den schweizerischen und den deutschen Bestimmungen nicht.

Die Fleischbeschauer kontrollieren auch den Markt- und Geschäftsverkehr mit frischem Fleische (beschaupflichtigem Fleische, sowie Fleische von Geflügel, Fischen, Wildbret, Krusten- und Weichtieren, Fröschen und Schildkröten) und mit zubereitetem Fleische (Rauchfleisch, getrocknetem Fleische, Wurstwaren, Fleischkonserven usw.). In Gemeinden mit obligatorischer Beschau des eingeführten Fleisches und der eingeführten Fleischwaren haben die Fleischbeschauer darauf zu achten, daß die Sendungen vom Empfänger rechtzeitig zur Kontrolle angezeigt und vorgelegt werden. Bei der Untersuchung von Fleisch und Fleischwaren hat der Fleischbeschauer sein Augenmerk hauptsächlich auf die Beschaffenheit und den Konservierungszustand des Fleisches und der Fleischwaren, auf die Stempelung, das vorgeschriebene Ursprungszeugnis sowie auf die Verpackung zu richten.

C. Untersuchung von Einfuhrsendungen von Fleisch und Fleischwaren.

Die gesundheitspolizeiliche Behandlung des in die Schweiz zur Einfuhr gelangenden Fleisches ist durch die Verordnung des schweizerischen Bundesrates vom 29. Januar 1909 geregelt [1]). Aus dieser Verordnung sind folgende Bestimmungen besonders bemerkenswert:

Als Fleisch (frisches Fleisch) im Sinne dieser Verordnung gelten alle zur menschlichen Nahrung dienlichen Teile von Tieren (Muskelfleisch samt den damit in organischer Verbindung stehenden Geweben, Eingeweide, Speck, Fett usw.), welche, abgesehen von einem etwaigen Kühlverfahren, eine Zubereitung nicht erfahren haben. Als Fleischwaren sind anzusehen alle aus Fleisch hergestellten und als Lebensmittel dienenden Waren (gekochtes, gesalzenes, geräuchertes oder luftgetrocknetes Fleisch, Wurstwaren, Büchsenkonserven usw.). Die Einfuhr von Fleisch und Fleischwaren von Tieren des Pferde-, Hunde- und Katzengeschlechts ist verboten. Die Sendungen von Fleisch und Fleischwaren können nur über die für die Einfuhr von Vieh bezeichneten Grenzzollämter an den auf Antrag des Zoll- und des Landwirtschafts-

---

[1]) Veröffentl. des Kaiserlichen Gesundheitsamts 1909, S. 689.

departements vom Bundesrat festgesetzten Tagen und Stunden eingeführt werden. Die Untersuchung der Einfuhrsendungen von Fleisch und Fleischwaren erfolgt durch die den betreffenden Zollämtern zugeteilten Grenztierärzte. Für die Untersuchung und Beurteilung sind im allgemeinen die für die Fleischbeschau im Inneren des Landes aufgestellten Normen maßgebend. In allen Fällen, wo bei Fleisch oder Fleischwaren Verdacht auf das Vorhandensein von fremden Farbstoffen, von unerlaubten Konservierungsmitteln oder von verbotenen anderweitigen Substanzen (Stärkemehl, Mehl, Brot, Kartoffeln, Albumin usw.) besteht und wo eine Vorprüfung nicht ausgeführt werden kann oder, wenn ausgeführt, kein bestimmtes Resultat ergeben hat, ferner wo der Verdacht besteht, daß eine Sendung von Fleischwaren unter falscher Bezeichnung (z. B. Pferdefleischware als Rindfleischware) einzuführen versucht wird, ist der Grenztierarzt verpflichtet, eine Probe zu erheben und dem nächstgelegenen kantonalen Laboratorium zur Untersuchung einzusenden. Fleisch und Fleischwaren, welche nach erfolgter Untersuchung zur Einfuhr zugelassen werden, sind durch den Grenztierarzt je nach den Umständen zu stempeln (Farb- oder Brandstempel) oder zu plombieren. Kolli von Fleischwaren können plombiert oder in anderer Weise bezeichnet werden.

Fleisch und Fleischwaren von Tieren des Rindvieh-, Schaf-, Ziegen- und Schweinegeschlechts werden nur nach vorheriger grenztierärztlicher Untersuchung zur Einfuhr zugelassen.

Um zur Untersuchung angenommen zu werden, müssen diese Sendungen von einem Ursprungszeugnis begleitet sein, in dem der tierärztliche Fleischbeschauer des Ursprungsortes bezeugt, „daß das Fleisch oder die Fleischware gesund und zur menschlichen Nahrung geeignet ist und von Tieren des Rindvieh-, Schaf-, Ziegen- oder Schweinegeschlechts herstammt, welche vor und nach der Schlachtung als gesund und insbesondere frei von kontagiösen und infektiösen Krankheiten befunden worden sind". Die Zeugnisse müssen in deutscher, französischer oder italienischer Sprache abgefaßt oder von einer beglaubigten Übersetzung begleitet sein, sowie einen amtlichen Stempel enthalten. Ergibt die Untersuchung einer Sendung, daß das betreffende Fleisch oder die betreffende Fleischware gesund und zur menschlichen Nahrung geeignet ist, so wird das begleitende Ursprungszeugnis vom dem Grenztierarzt visiert und abgestempelt. Hierauf stellt er für die eingehenden Sendungen auf Grund des Ursprungzeugnisses so viel Passierscheine (nach einem vorgeschriebenen Formular) aus, als Bestimmungsorte sind. Das Ursprungszeugnis bleibt in seinen Händen. Postsendungen von Fleisch und Fleischwaren, deren Bruttogewicht 5 kg nicht übersteigt, werden der grenztierärztlichen Untersuchung nicht unterworfen.

Frisches Fleisch von Tieren des Rindvieh-, Schaf-, Ziegen- und Schweinegeschlechtes darf, abgesehen von den nachfolgenden Ausnahmen, nur in ganzen Tierkörpern eingeführt werden. Als ganzer Tierkörper gilt das geschlachtete und ausgeweidete Tier, an welchem die Unterfüße und der Schwanz fehlen dürfen. Dagegen müssen stets vorhanden sein: Der Kopf mit freivorliegender Zunge, die Lunge, das Herz, die Leber, die Milz, die Nieren und bei den Kühen das Euter, alle diese Organe mit den zugehörigen Lymphdrüsen. Gehirn und Augen dürfen fehlen. Alle diese Organe, ausgenommen Kopf und Milz beim Großvieh, sollen mit dem betreffenden

Tierkörper in natürlichem Zusammenhange stehen. Das auch nur teilweise Entfernen oder Ablösen derselben, ebenso das auch nur teilweise Entfernen des Rippenfelles oder des Bauchfelles, desgleichen das Entfernen irgendwie veränderter Teile des Tieres hat für sämtliche Tiergattungen grundsätzlich die Zurückweisung zur Folge. Von Tieren des Rindviehgeschlechts, mit Ausnahme der Kälber, muß dem Grenztierarzt stets der ganze Tierkörper, enthäutet, in Hälften oder in Viertel zerlegt, zur Untersuchung vorgewiesen werden; eine andere Teilung ist nicht zulässig. Einzelne ganze Nierenstücke, Zungen und Kalbsmilken können gesondert zur Untersuchung zugelassen werden. Die Nierenstücke dürfen nicht mehr als zwei Rippen aufweisen und müssen am Ende des zweiten Drittels des Kreuzbeines in wagerechtem Schnitte enden. Kälber, Schafe, Ziegen, Lämmer und Zicklein werden nur in ganzen Körpern und enthäutet, Schweine in ganzen Körpern oder in Hälften zerlegt zur Untersuchung angenommen. Kälber, Schafe, Ziegen, Lämmer und Zicklein werden auch nicht enthäutet zur Untersuchung zugelassen, doch ist der Grenztierarzt berechtigt, die Abhäutung zu verlangen. Jeder Tierkörper, jede Hälfte, jedes Viertel und jedes einzelne Stück des einzuführenden Fleisches muß vom tierärztlichen Fleischbeschauer des Ursprungsortes gestempelt oder plombiert sein.

Zur Einfuhr wird nur bankwürdiges Fleisch zugelassen. Fleisch von Tieren, die mit Tuberkulose oder einer andern kontagiösen und infektiösen Krankheit behaftet sind, bedingt bankwürdiges Fleisch, Fleisch von einem wegen Krankheit geschlachteten Tier, Fleisch von schlechter Beschaffenheit und Fleisch, das fremde Farbstoffe oder Konservierungsmittel enthält, ist zurückzuweisen. Fleisch von Tieren, die nach der Schlachtung aufgeblasen worden sind, sowie aufgeblasene Lungen sind ebenfalls zurückzuweisen.

Für die Einfuhr von Fleisch, das durch künstliches Gefrierenlassen konserviert ist, muß beim eidgenössischen Departement des Innern jeweilen durch die kantonale Regierung eine Spezialerlaubnis nachgesucht werden. Derartiges Fleisch darf nur unter genauer Bezeichnung seiner Natur und des Ursprungslandes, sowie unter den in der Spezialerlaubnis zum Schutze vor Gesundheitsschädigung festgesetzten näheren Bedingungen eingeführt werden.

Zur Einfuhr werden folgende von Tieren des Rindvieh-, Schaf-, Ziegen- und Schweinegeschlechts herstammende Fleischwaren zugelassen, unter der Bedingung, daß sie den nachstehenden Anforderungen entsprechen:

1. gesalzenes Schweinefleisch in großen Stücken, wenn es aus einer wenigstens 50 Kilometer von der schweizerischen Grenze entfernten Ortschaft stammt;
2. geräuchertes und luftgetrocknetes Fleisch;
3. gesalzene Rindszungen;
4. Fleischkonserven in luftdicht verschlossenen Büchsen, Gläsern und ähnlichen Gefäßen;
5. gesalzene und luftgetrocknete Därme.

Der Bundesrat behält sich vor, diese Liste nach Bedürfnis abzuändern.

Die vorstehend aufgezählten Waren sollen

    a) in tadellosem Zustande sein und dürfen

    b) keine andern Konservierungsmittel als Kochsalz, Zucker oder kleine Mengen reinen Salpeter und

    c) keine fremden Farbstoffe, auch nicht in den Wursthüllen, enthalten.

Wurstwaren dürfen außerdem Stärkemehl, Mehl, Brot, Kartoffeln, Albumin und andere Fleischbindemittel nicht enthalten.

Fleisch in luftdichtverschlossenen Gefäßen muß auf dem Gefäß außer der Bezeichnung des Inhalts die Firma oder eine Marke des Fabrikanten oder des Verkäufers in deutlicher, nicht verwischbarer Schrift tragen.

Die grenztierärztliche Untersuchung dieser Fleischkonserven beschränkt sich in der Regel auf eine bloße äußere Besichtigung der Gefäße einzelner nach Belieben ausgewählter Stichproben und Kontrollierung ihrer Aufschrift. Nur wenn Anzeichen bemerkt werden, die auf Verdorbenheit des Inhalts schließen lassen, oder wenn die Bundesbehörde es verlangt, findet eine Öffnung einzelner Gefäße und genauere Untersuchung des Inhalts statt.

Fleisch und Fleischwaren von Geflügel, Fischen, Wildbret, Krusten- und Weichtieren, Fröschen und Schildkröten werden ohne Ursprungszeugnis zur Einfuhr zugelassen.

Das Fleisch darf nur in ganzen Tierkörpern eingeführt werden.

Luftdichtverschlossene Büchsen, Gläser und ähnliche Gefäße mit Fleischkonserven, die von den im vorigen Artikel erwähnten Tieren herstammen, müssen außer der Bezeichnung des Inhalts die Firma oder eine Marke des Fabrikanten oder des Verkäufers in deutlicher, nicht verwischbarer Schrift tragen.

Die grenztierärztliche Untersuchung dieser Fleischkonserven findet in gleicher Weise statt wie diejenige der übrigen Fleischkonserven.

Die vorstehend genannten Sendungen von Fleisch- und Fleischwaren, ausgenommen die Konserven in luftdicht verschlossenen Büchsen, Gläsern und ähnlichen Gefäßen, werden in der Regel ohne grenztierärztliche Untersuchung eingelassen. Eine Untersuchung findet nur statt, wenn Anzeichen bemerkt werden, die auf Verdorbenheit schließen lassen, oder wenn die Bundesbehörde es verlangt.

Von Wildbret werden einzig Wildschweine und Renntiere regelmäßig der grenztierärztlichen Untersuchung unterstellt. Renntiere sind wie Rindvieh und Wildschweine wie Schweine zu behandeln; bei beiden dürfen indessen die Eingeweide fehlen. Ein Ursprungszeugnis ist für die Annahme dieser Tiere zur Untersuchung nicht erforderlich.

Der Bundesrat setzt die Gebühren für die grenztierärztliche Untersuchung von Fleisch und Fleischwaren und für die Ausstellung von Passierscheinen fest.

D. Versorgung mit Fleisch und Vieh.

Fleischpreise.

Wie bereits bemerkt, deckt die Schweiz nur einen Teil ihres Fleischbedarfs durch die eigene Viehhaltung. Schlachtvieh wird eingeführt hauptsächlich aus Frankreich, Italien, Österreich-Ungarn, Deutschland und den Niederlanden (Schweine).

Der schweizerische Fleischbedarf wird nach den ziemlich übereinstimmenden Angaben des Bauernsekretariats und des Städteverbandes[1]) zu ungefähr drei Viertel im Inland gedeckt, so daß auf den Import an ausgeschlachtetem Fleisch und Schlachttieren etwa ein Viertel entfällt. Der Verbrauch an ausländischem Fleisch betrug im Jahre 1910 12,52 kg auf den Kopf der Bevölkerung. Demnach würde der Gesamtkonsum auf den Kopf der Bevölkerung auf 50,08 kg im Jahre 1910 zu schätzen sein. In Nr. 27 der Mitteilungen des schweizerischen Bauernverbandes (vom Jahre 1906) schätzte Dr. Laur den jährlichen Fleischkonsum pro Kopf der Bevölkerung, wie folgt:

	1885	1895	1901	1906
	kg	kg	kg	kg
wovon	39,35	50,26	46,9	50,1
Rind- und Kalbfleisch	23,1	28,3	27,3	30,9
Schweinefleisch	14,5	20,3	18,2	17,8
Schaf- und Ziegenfleisch	1,8	1,7	1,4	1,4

Nach dem „Bericht des Bundesrats an die Bundesversammlung über die Beaufsichtigung des Schlachtens, der Fleischbeschau und des Verkehrs mit Fleisch und Fleischwaren in der Schweiz im Jahre 1910 (vom 27. Juni 1911)" stellte sich der Verbrauch an beschaupflichtigem Fleisch auf den Kopf der Bevölkerung in kg wie folgt:

Stierfleisch 3,179, Ochsenfleisch 6,618, Kuhfleisch 7,666, Rindfleisch 2,693, Kalbfleisch 5,017, Schaffleisch 0,684, Ziegenfleisch 0,109, Schweinefleisch 13,349, Pferdefleisch 0,912, Fleischwaren 0,278.

Die Einfuhr von Schlachtvieh, Fleisch usw. belief sich nach der schweizerischen Handelsstatistik in den Jahren 1908 bis 1910 auf folgende Werte:

in tausend Franken

	1908	1909	1910
Schlachtvieh	30 664	37 941	47 784
Schweine zum Schlachten	7016	6385	14 261
Schafe und Ziegen	4740	4635	5037
Fleisch aller Art	17 718	14 908	14 784
Wurstwaren	3387	2843	3167
Geflügel und Wildbret	11 141	11 160	12 446
Schweineschmalz	2599	1956	1617

Dem vorerwähnten Berichte des Bundesrats vom 27. Juni 1911 sind folgende Angaben über die Ergebnisse der Fleischbeschau im Jahre 1910 entnommen.

Untersucht wurden[2]) 27 120 Stiere, 59 622 Ochsen, 95 019 Kühe, 34 864 Rinder, 298 355 Kälber, 88 623 Schafe, 24 889 Ziegen, 440 744 Schweine, 10 783 Pferde. Auf je 100 geschlachtete beschaupflichtige Tiere entfielen Notschlachtungen von Stieren 1,26, Ochsen 0,72, Kühen 12,04, Rindern 6,53, Kälbern 1,64, Schafen 0,24, Ziegen 4,62, Schweinen 0,59, Pferden 10,31.

---

[1]) Beilage 1a zum Berichte des Bundesrats an die Bundesversammlung, betr. die Einfuhr von überseeischem Gefrierfleisch, vom 24. März 1911.

[2]) Die Kantone Tessin und Genf sind unberücksichtigt geblieben, weil aus ihnen vollständige Berichte nicht vorlagen.

Eine Übersicht über die Einfuhr und Ausfuhr von Schlachtvieh im Jahre 1910 gewährt die folgende Tabelle.

		Einfuhr aus		Ausfuhr nach		
		Stück	Wert in 1000 Fr.		Stück	Wert in 1000 Fr.
Ochsen mit Milchzähnen	Frankreich	10 679	7 306	—	—	—
	Niederländisch-Indien	5 349	2 976	—	—	—
	Österreich-Ungarn	964	696	—	—	—
	Übrige Länder	563	342	—	—	—
		17 555	11 320		2	1
Ochsen ohne Milchzähne	Frankreich	25 582	18 214	—	—	—
	Österreich-Ungarn	6 222	4 766	—	—	—
	Italien	2 272	1 549	—	—	—
	Übrige Länder	1 163	729	—	—	—
		35 239	25 258		6	3
Stiere zum Schlachten mit Milchzähnen	Frankreich	8 896	5 695	—	—	—
	Niederlande	779	406	—	—	—
	Übrige Länder	398	402	—	—	—
		10 373	6 503		13	5
Kühe, Schlachtvieh	—	—	—	Deutschland	282	147
	—	—	—	Übrige Länder	21	8
		146	58		303	155
Mastkälber über 60 kg Gewicht	Frankreich	25 819	3 072	—	—	—
	Niederlande	1 465	214	—	—	—
	Übrige Länder	1 261	225	—	—	—
		28 545	3 511		97	11
Anderes weibliches Jungvieh	Deutschland	387	121	Italien	5 331	1 381
	Übrige Länder	24	6	Übrige Länder	319	116
		411	127		5 650	1 497
Jungochsen	Deutschland	368	123	Italien	2 179	548
	Übrige Länder	62	30	Übrige Länder	64	16
		430	153		2 243	564
Schweine über 60 kg Gewicht	Frankreich	65 086	8 770	—	—	—
	Italien	39 716	4 690	—	—	—
	England	4 842	641	—	—	—
	Übrige Länder	1 108	151	—	—	—
		110 752	14 252		34	4
Schafe	Deutschland	36 416	1 772	—	—	—
	Italien	35 496	1 382	—	—	—
	Frankreich	35 180	1 183	—	—	—
	Österreich-Ungarn	17 751	666	—	—	—
	Übrige Länder	495	19	—	—	—
		125 338	5 022		494	17

Auf je 100 beschaupflichtige Tiere kamen

Tiergattungen	Für Körper beurteilt als			Tiere mit Erscheinungen der Tuberkulose
	bankwürdig	bedingt bankwürdig	ungenießbar	
Stiere	98,97	0,82	0,21	4,22
Ochsen	99,30	0,58	0,12	2,89
Kühe	88,42	9,79	1,79	12,36
Rinder	95,08	3,86	1,06	3,47
Kälber	98,59	1,12	0,29	0,29
Schafe	99,78	0,14	0,08	0,13
Ziegen	96,10	2,61	1,29	0,77
Schweine	99,17	0,70	0,13	0,64
Pferde	90,71	5,96	3,33	0,31

Aus dem Ausland wurden eingeführt an beschaupflichtigem Fleisch und aus solchem hergestellten Fleischwaren: 6280218 kg. Davon wurden beanstandet 33930 kg. Auf 100 kg verbrauchtes Fleisch entfielen 74,48 kg Fleisch inländischer und 25,52 kg Fleisch ausländischer Herkunft.

In der Schweiz finden mit Schlachthöfen verbundene Viehmärkte nicht statt, es fehlt daher an einer geordneten Preisnotierung. Die Preisangaben, die sich in öffentlichen Blättern über Schlachtviehpreise finden, wie z. B. in der Schweizerischen Landwirtschaftlichen Zeitung, können nicht als maßgebende Durchschnittspreise aufgefaßt werden. Der Handel mit Schlachtvieh vollzieht sich wie folgt.

Alles aus dem Auslande eingeführte Vieh wird nach Schlachtgewicht verkauft. Dagegen wird das inländische Vieh vielfach nur nach Schätzung verkauft oder, wie man sich in der Schweiz ausdrückt, „überhaupt" gehandelt; Verkauf nach Gewicht wird aber auch hier mehr und mehr Tendenz des Marktes. Beim Handel nach Schlachtgewicht kommen in der Schweiz keine Prozente in Abzug. Kleine Kälber werden ausschließlich nach Lebendgewicht gehandelt.

E. Verbote und Beschränkungen der Ein- und Durchfuhr von Fleisch, Fett und Erzeugnissen aus Fleisch und Fett.

Die Einfuhr von Fleisch, Fett und Erzeugnissen aus Fleisch und Fett in der Schweiz ist anderen Verkehrsbeschränkungen als denjenigen in der Verordnung, betreffend die Untersuchung der Einfuhrsendungen von Fleisch und Fleischwaren vom 29. Januar 1909 enthalten sind, nicht unterworfen (vergl. S. 42).

F. Trichinenschau.

Eine amtliche Trichinenschau wird in der Schweiz nicht durchgeführt. Nach Art. 31 Nr. 10 der Instruktion für die Fleischbeschauer (vergl. S. 42) ist, wie schon erwähnt, eine mikroskopische Untersuchung auf Trichinen nicht obligatorisch. Sie kann jedoch in Verdachtsfällen vom Fleischbeschauer ausgeführt oder veranlaßt werden.

G. Staatliche Schlachtviehversicherung.

Eine staatliche Schlachtviehversicherung besteht in keinem Kantone der Schweiz.

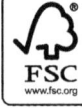

MIX
Papier aus verantwortungsvollen Quellen
Paper from responsible sources
FSC® C105338

If you have any concerns about our products,
you can contact us on
ProductSafety@springernature.com

In case Publisher is established outside the EU,
the EU authorized representative is:
**Springer Nature Customer Service Center GmbH
Europaplatz 3, 69115 Heidelberg, Germany**

Printed by Libri Plureos GmbH
in Hamburg, Germany